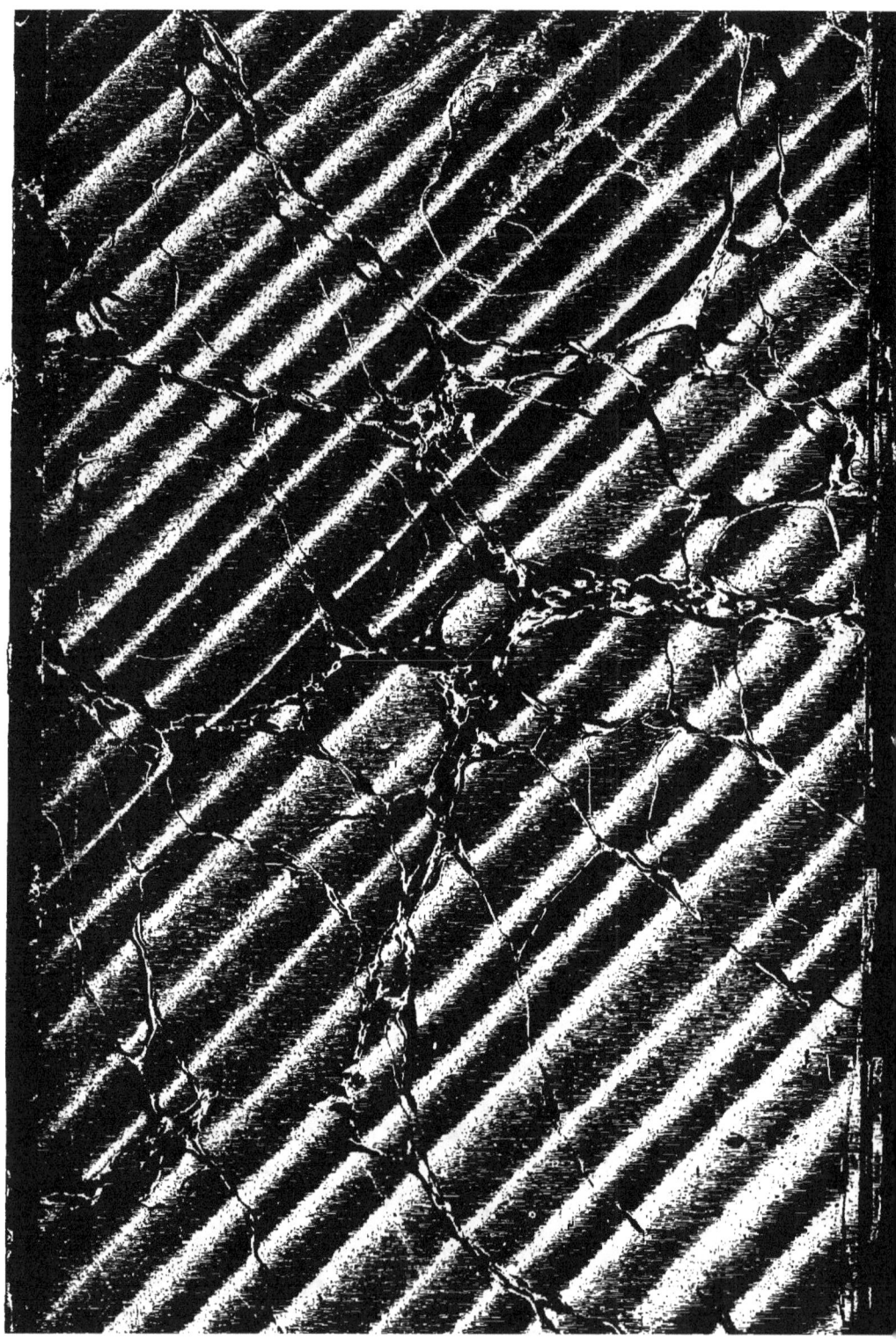

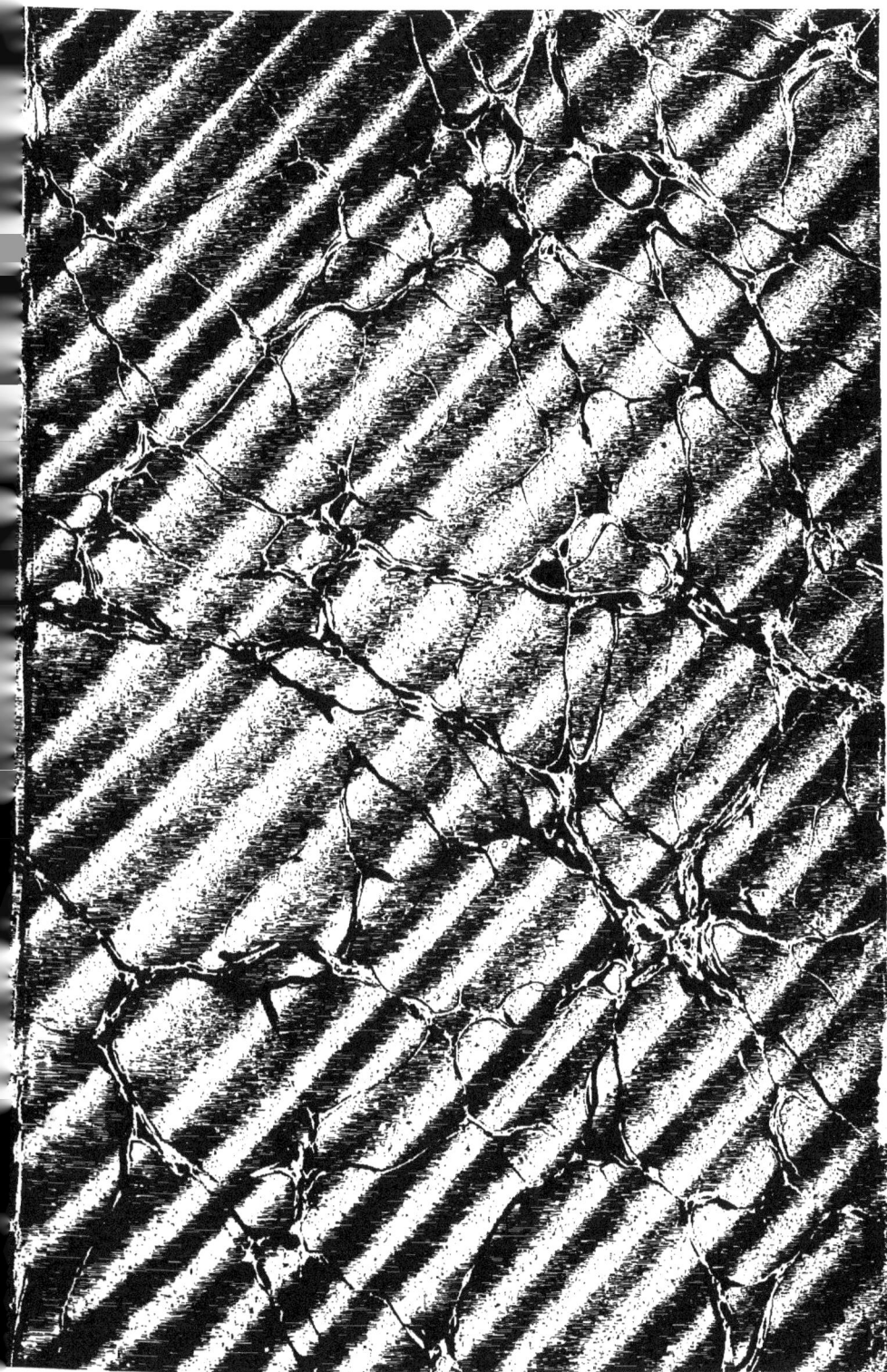

TRAITÉ
D'ANATOMIE
D'ANTHROPOLOGIE ET D'ETHNOGRAPHIE
APPLIQUÉES AUX BEAUX-ARTS

PAR

CHARLES ROCHET

STATUAIRE ET PEINTRE

Ancien professeur d'anthropologie appliquée aux Beaux-Arts,
aux cours libres de la Sorbonne et de l'École des Beaux-Arts.
Auteur avec son frère
des grandes statues équestres de Guillaume le Conquérant (1851),
Dom Pedro (Brésil, 1862), Charlemagne (1878).

Ouvrage accompagné de dessins à la plume par G.-L. ROCHET

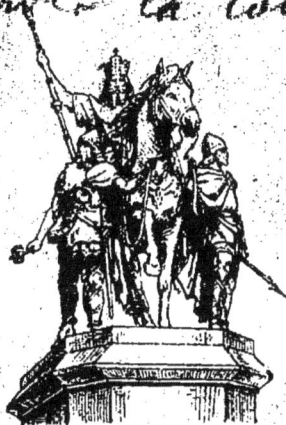

PARIS
LIBRAIRIE RENOUARD
H. LAURENS, SUCCESSEUR
6, *RUE DE TOURNON*, 6

M DCCC LXXXVI

TRAITÉ

D'ANATOMIE

D'ANTHROPOLOGIE ET D'ETHNOGRAPHIE

APPLIQUÉES AUX BEAUX-ARTS

5304-86. — Corbeil. Typ. et stér. Crété.

TRAITÉ

D'ANATOMIE

D'ANTHROPOLOGIE ET D'ETHNOGRAPHIE

APPLIQUÉES AUX BEAUX-ARTS

PAR

CHARLES ROCHET

STATUAIRE ET PEINTRE

Ancien professeur d'anthropologie appliquée aux Beaux-Arts,
aux cours libres de la Sorbonne et de l'École des Beaux-Arts,
Auteur avec son frère
des grandes statues équestres de Guillaume le Conquérant (1851),
Dom Pedro (Brésil, 1862), Charlemagne (1878).

Ouvrage accompagné de dessins à la plume par G.-L. ROCHET

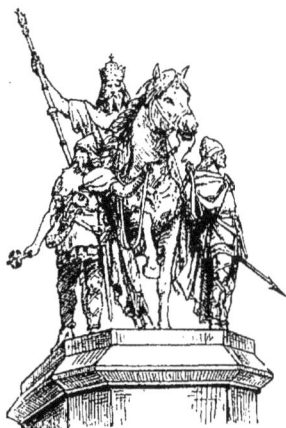

PARIS

LIBRAIRIE RENOUARD

H. LAURENS, SUCCESSEUR

6, *RUE DE TOURNON*, 6

—

M DCCC LXXXVI

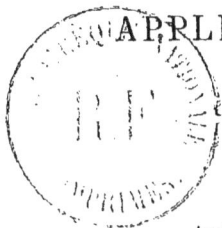

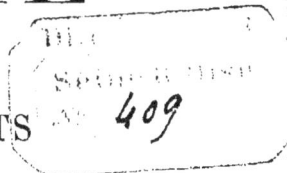

A MON FRÈRE LOUIS ROCHET.

A toi ma dernière pensée, à toi la dernière parole que j'écris dans ce livre. Après un demi-siècle passé ensemble dans une intimité dont le monde des arts ne connaît pas d'exemple, où tout était commun entre nous, travail, peines, études, rêves, projets, illusions. Tu me quittes, il y a de cela huit ans ce jour même, et je reste seul, et je fais ce livre !

Mais ce livre n'est pas de moi seul, tu le saurais si tu étais là ; il est de toi tout autant que de moi ; les pensées que j'y exprime appartiennent autant à ton mérite qu'à mon travail ; quoique posthume, c'est encore de la collaboration que nous faisons ensemble. Je dois t'en tenir compte : donc en te dédiant cet ouvrage, à toi mon bien-aimé et bien regretté frère, je ne fais que te rendre la part qui te revient.

CHARLES ROCHET.

Ce 21 janvier 1886.

PRÉFACE[1]

Amis lecteurs, vous qui ouvrez ce livre pour la première fois, je vous dois une confidence. Il est bon que vous sachiez à quel homme vous avez affaire, et comment il se fait qu'à mon âge (soixante-dix ans) je me mets à publier un travail sur l'*Anatomie de l'Homme*. J'en dois donner la raison.

La raison est celle-ci : c'est que pendant un demi-siècle, tout le temps que me laissaient disponible mes travaux professionnels, je l'employais à l'étude scientifique des beautés de la nature vivante ; à la connaissance des merveilles de la création des êtres ; à la recherche des sublimes secrets dont l'œuvre du Créateur est enveloppée.

Et cela je le faisais pour moi, sans but déterminé, uniquement pour les jouissances de l'esprit que j'y trouvais et la consolation que j'y rencontrais des peines de ce monde. J'étais heureux d'apprendre pour apprendre, de connaître pour connaître, d'observer et de méditer pour le simple plaisir d'observer et de méditer.

Et plus j'avançais dans cette vie douce et calme, plus je devenais hésitant et craintif dès qu'il s'agissait de publier

[1] Quelques personnes peuvent trouver un peu étrange de placer en tête d'un traité d'anatomie l'image d'une des plus grandes sculptures des temps modernes ; l'idée est de moi, et j'en dégage complètement la responsabilité de l'auteur.

Mais j'ai voulu tout de suite avertir le public et lui montrer que l'ouvrage que nous lui livrons est d'un de nos plus grands maîtres, et qu'il est digne de toute l'attention d'un lecteur sérieux. (*Note de l'éditeur.*)

ce que j'avais découvert. Je prenais notes sur notes, j'entassais matériaux sur matériaux, documents sur documents, trouvant toujours que je n'avais pas assez trouvé : Le sujet est si vaste, et l'homme est si peu de chose!

Mais l'âge venant, il fallut se résigner; qui sait s'il ne s'y mêlait pas un grain d'orgueil? On ne veut pas mourir tout entier, comme dit Horace : — voilà pourquoi ce livre voit le jour aujourd'hui.

Il s'y mêlait un autre but plus avouable que l'orgueil, c'est que je sentais que je pouvais être utile à la grande famille à laquelle j'appartiens et que j'aime, à la famille des arts.

Et que, de plus, j'élève un fils pour continuer mes recherches et utiliser mes travaux : on doit bien aussi faire quelque chose pour ses enfants.

Ce qui m'y pousse aussi, c'est que pendant vingt ans, membre assidu de la Société d'anthropologie, j'ai été en contact avec les hommes les plus éminents de la science. J'ai appris à connaître les grands travaux de la médecine et de la chirurgie, comme aussi les vaines théories qui courent le monde en ce moment, et jettent le dégoût et l'ennui parmi les hommes, en supprimant toute loi morale, toute possibilité d'établir le beau dans les arts, le bien dans la vie sociale. Il importe de réagir contre cette tendance funeste.

Ce qui m'y entraîne encore, c'est l'état d'imperfection et d'inappropriation dans lequel j'ai trouvé les traités d'anatomie faits pour les artistes par des médecins; l'absence complète du sentiment des formes et de tout ce qui peut séduire et frapper l'artiste.

Ce qui m'a déterminé aussi à prendre définitivement la plume (le seul instrument que je puisse tenir encore d'une main ferme), c'est la découverte que j'ai faite d'un caractère singulier que présentent les écrits que l'on fait sur les arts.

On écrit *sur les artistes* et jamais *pour les artistes ;* on regarde en arrière et jamais devant soi. On est érudit, critique, archéologue, et nullement naturaliste. On tue l'avenir de l'art en ne préconisant que son passé.

Mais l'avenir c'est tout pour l'artiste qui veut produire ; l'avenir c'est son rêve ! — sa célébrité peut-être ! — Et vous, savants en toutes les choses qui sont mortes, qui ne parlez que des grands maîtres et n'enseignez pas aux nouveaux les moyens de devenir maîtres à leur tour, vous croyez donc que l'art est fini ?

Non, l'art n'est pas fini, car tout marche dans l'humanité, tout avance autour de nous et l'art doit avancer comme tout le reste. Il suffit d'en tracer la voie. — Et la voie où est-elle ? — où la trouveriez-vous, si ce n'est dans LA NATURE ?

La grande, la belle nature, toujours la même et toujours renouvelée ; toujours invariable dans ses lois, et toujours changeante dans ses effets. C'est là que l'artiste doit se refaire, se retremper, puiser ses inspirations nouvelles, réchauffer son génie, et reconquérir la noble ambition de créer.

Tous les maîtres de l'art que nous pourrions citer, tous sans exception, ne sont devenus grands, ne sont devenus célèbres, que parce qu'ils ont su dérober quelques secrets à la nature, et des secrets qu'ils ont rendus saisissables et appréciables aux hommes qui, avant eux, n'en comprenaient rien.

Et dans cette belle nature quelle est la chose que l'artiste doit apprendre à connaître par-dessus tout ? — quoi ? — quelle chose ? — L'HOMME.

Oui, l'Homme ! Oui, la nature humaine, oui, cet Être si riche, si parfait d'organisation ; ce chef-d'œuvre des chefs-d'œuvre de toute la création !

Et c'est pour aider à sa connaissance plus complète, plus étendue, que ce livre a été fait. Vous allez en juger.

J'ai commencé ce travail par l'étude des os, par la raison que les os sont la charpente qui soutient tout l'édifice humain.

Puis est venue celle des muscles qui donnent à notre corps sa forme, sa force, son mouvement et sa vie.

Mais mon but était d'arriver à des démonstrations plus évidentes encore que celles que donne la seule anatomie : à la divulgation des sciences nouvelles si utiles pour l'art, et des sciences telles que celles-ci :

L'*Anthropologie des Formes*, qui montre l'Homme extérieur et vivant, dans tous ses aspects, et tel qu'on le trouve exister sur toute la terre.

L'*Ethnographie des Beaux-Arts*, cette autre science qui nous fait connaître les hommes dans leurs types, leurs races, leurs variétés, leurs individualités les plus étranges.

L'*Archéologie et l'Esthétique* — mais non plus cette esthétique mensongère et rêveuse des poètes qui croient que les belles formes humaines sont choses qui s'inventent, mais une esthétique naturelle basée sur la science et la réalité des faits.

La couleur, comme la forme humaine, se trouve également décrite dans ce livre pour aider à l'art; cette belle couleur de l'enveloppe de notre corps, si changeante, si variable, et toujours si belle en tous les pays et sous tous les climats.

Toutes ces choses sont, sinon complètement décrites, au moins fortement indiquées, de façon à permettre à l'artiste d'en continuer lui-même les études dans ses promenades et ses voyages. Pensez que c'est la première fois que l'on parle de choses semblables pour les arts.

Enfin je dois ajouter que toute personne, artiste ou non, qui consultera ce livre peut être assurée de n'y trouver aucune des laideurs repoussantes qu'on rencontre dans les traités d'anatomie des médecins. Je sais, par expérience personnelle, combien l'artiste est ennemi de la laideur et des difformités, sous quelque forme qu'elles se présentent.

On peut être sûr aussi de n'y trouver rien de ce qui peut blesser nos mœurs et offusquer les regards les plus susceptibles. A ce point de vue ma précaution a été telle, que je puis affirmer que l'ouvrage peut sans danger être regardé dans toutes les familles honnêtes, et qu'il peut même être laissé entre les mains de toute jeune fille apprenant la peinture.

Amis lecteurs, si ce livre a une portée philosophique, je vous dois une profession de foi. Par le temps et les idées qui courent, cela me paraît nécessaire.

Je suis de l'école philosophique naturaliste qu'on désigne dédaigneusement dans la science sous le nom de *sentimentaliste*, c'est-à-dire de ceux qui ne séparent pas le sentiment humain de l'intelligence; qui veulent que l'Homme, dans ses grands travaux, se présente au grand complet, car ce n'est qu'à cette condition qu'il peut enfanter de vrais chefs-d'œuvre.

De cette école enfin, qui ne fait pas du cerveau de l'Homme une sorte de mécanique, une simple machine à chiffrer ou à enregistrer des faits; quelque chose de semblable à la machine à coudre ou à l'orgue de Barbarie.

Je suis de l'école qui fait l'artiste et le poète, l'homme qui produit et qui crée; production et création qui ne s'accomplissent que par l'alliance indispensable et indissoluble de l'intelligence et du sentiment.

De cette école de la nature qui a toujours cherché le beau dans l'art, et le bien parmi les hommes. L'école des grands maîtres des arts et des lettres, celle de Buffon, de J.-J. Rousseau, de Bernardin de Saint-Pierre, de Michelet, d'Henri Martin, de Victor Hugo.

C'est dans cet esprit que ce livre a été fait. On est donc prévenu sur ce qu'on doit y rencontrer.

Paris, ce 9 décembre 1885.

CHARLES ROCHET.

APERÇU HISTORIQUE

SUR

L'ANATOMIE DES BEAUX-ARTS

Ne parlons pas de la Grèce et de son art sublime ; les anciens ne faisaient pas d'anatomie et ils ont produit les plus beaux chefs-d'œuvre de la statuaire ; cela prouve déjà que l'anatomie n'a pour les arts qu'une valeur relative et qu'il faut savoir en comprendre l'application.

Les recherches sur le corps humain ne datent que de la Renaissance ; c'est André Vésale, nommé pour cela *le Père de l'Anatomie*, qui, le premier, osa publiquement s'attaquer au cadavre de l'Homme ; chose condamnée dans tous les temps et regardée comme action odieuse et impie. Il publia en latin (Bâle, 1541-44) son grand ouvrage *De corporis humani fabrica*. Mais l'art n'entrait encore pour rien dans ces premiers essais. Ce ne fut que deux siècles après qu'on pensa réellement à utiliser l'anatomie pour les beaux-arts. Le premier ouvrage en ce genre fût celui d'Albinus, en deux volumes grand in-folio (1747-1753),

1

donnant en de belles planches gravées sur cuivre : l'une, *la description complète des os*; l'autre, *celle des muscles.*

Peu de temps après, en 1760, le sculpteur BOUCHARDON fit connaître son écorché, grandeur naturelle, qui fut un événement à cette époque et qu'on regarde encore de nos jours comme une œuvre remarquable. Il est conservé à Paris au Muséum d'histoire naturelle, galerie d'anatomie comparée.

Après ces deux grandes tentatives il ne parut plus rien de remarquable dans le siècle dernier; ou ce qu'on publia ne mérite aucune mention.

VICQ D'AZYR eût fait avancer la science, car il avait commencé un grand ouvrage d'anatomie de l'Homme et des animaux dont le premier volume a seul paru (Paris, 1786), mais la Révolution a tout interrompu.

Plus tard, en 1812, SALVAGE publia une grande anatomie du *Gladiateur* qui est un véritable chef-d'œuvre d'exécution, de savoir et de patience. C'est un bon livre à consulter.

En 1820, le savant professeur CHAUSSIER fit paraître un livre intitulé : *Recueil anatomique à l'usage des jeunes gens qui se destinent à la chirurgie, à la médecine, à la peinture et à la sculpture*, ouvrage consciencieux et d'un parfait honnête homme. C'est Chaussier qui a introduit dans la science une nouvelle nomenclature des os et des muscles, très rationnelle, et dont on verra que nous faisons souvent usage.

Le professeur GERDY a fait plus encore pour les arts. Il a donné (Paris-Bruxelles, 1829) une *Anatomie des formes extérieures du corps humain* appliquée à la peinture, à la sculpture, à la chirurgie, ouvrage très rare aujourd'hui et qu'on devrait réimprimer, car Gerdy montre dans son livre que, joint à une grande science, il a bien le sentiment des arts, ce qui est rare chez les anatomistes et anthropologistes de nos jours. Encore un digne homme dont le nom doit rester en estime dans le monde artiste.

Mais les meilleurs travaux d'anatomie datent de la découverte de la lithographie, vers 1820; et ils se sont produits en France (car c'est toujours la France qui occupe le rang suprême quand il s'agit de travaux de la science unie aux arts). C'est à cette époque que se sont accomplies de véritables merveilles d'anatomie descriptive et démonstrative. Ce sont les frères HIPPOLYTE et JULES CLOQUET qui ont commencé par leur grand ouvrage en trois volumes in-folio (Paris, 1821-1831), publié sous le nom de : *Anatomie de l'Homme* ou *Description et figures lithographiées du corps humain*. Et cela leur était facile, car indépendamment de leur grand mérite scientifique, Jules Cloquet était artiste et homme de goût, et il l'a prouvé pendant toute sa longue carrière.

La route une fois tracée, deux autres hommes sont venus qui ont poussé encore plus loin les investigations de la science et les moyens de la rendre visible à tous les yeux; ce sont MM. BOURGERY et JACOB, l'un comme médecin, l'autre comme artiste. Leur grand ouvrage a paru sous le titre de *Traité complet de l'anatomie de l'Homme*, avec planches lithographiées (Paris, 1830-1844). Huit volumes grand in-folio. — Plus l'*Anatomie élémentaire* (Paris, 1842).

Jacob a formé école et l'on peut dire que ses principaux élèves, qui étaient Beau, Bion et Léveillé, mes anciens amis et camarades d'étude, ont laissé avec lui de véritables chefs-d'œuvre qui pourront être imités jusqu'à la fin des siècles, mais ne seront jamais dépassés, car le sujet ne varie pas. Aussi est-ce avec une vive joie que je rends cet hommage à leur mémoire.

Il y a surtout dans quelques planches de Jacob et de Léveillé des reproductions tellement belles, tellement parfaites; de si grandes difficultés vaincues, que je voudrais les voir en permanence exposées aux regards de tous, dans une galerie spéciale d'un musée d'art de l'État; ce qui certainement se fera un jour dans le but de faire connaître aux hommes, ce qu'ils ignorent complètement, les merveilles de leur organisation. Cela les dédommagera des œuvres dégoûtantes de la thérapeutique et de la chirurgie qu'on étale trop complaisamment sous nos yeux.

Seulement les textes de tous ces ouvrages pour les arts sont faits par des médecins, et c'est là leur grand défaut; ils n'ont rien de pratique pour l'artiste. Le médecin vit trop dans les misères et les infirmités humaines, il ne sait définir ce qui constitue chez l'Homme vivant son état de perfection.

Ajoutez qu'avec cela ils parlent un jargon d'amphithéâtre, ne disant jamais le mot comme tout le monde, ce que l'artiste ne peut comprendre.

J'oubliais de dire que, dans ces derniers temps, le Dr Fau a publié aussi un fort bel atlas sous le titre de : *Atlas de l'anatomie des formes du corps humain*, in-folio (Paris, Germer-Baillière et Cie) sans date. Les planches lithographiques sont d'une exécution très soignée. Quant au texte, c'est toujours le même défaut signalé plus haut.

Quoi qu'il en soit, le grand résultat obtenu est celui-ci : c'est que, grâce aux beaux travaux de nos artistes appliqués à l'anatomie, nous pouvons dire, et le dire hautement, LES RECHERCHES ANATOMIQUES POUVANT SERVIR AUX ARTISTES SONT TERMINÉES. — Elles sont finies et bien finies. Il n'y a plus qu'à en tirer le meilleur parti possible.

Donc, jeunes peintres, vous pouvez vous rassurer. Vous n'aurez plus besoin d'aller respirer l'air empesté des amphithéâtres, ni de supporter la vue de choses qui vous répugnent. On va laisser pour vous reposer en paix notre pauvre cadavre (1).

(1) Je me souviens encore du temps où je suivais à l'école des Beaux-arts le cours d'Anatomie du professeur Emery, d'un fragment de cuisse de femme qu'on a conservé pendant cinq semaines en plein mois de juin pour la démonstration ; je n'avais pas 20 ans et je trouvais cela d'une complète inutilité; un bon croquis des muscles fait au tableau me paraissait déjà pouvoir être chose suffisante.

L'ANATOMIE EN GÉNÉRAL

— Qu'est-ce que l'Anatomie ?

— C'est la science et l'art à la fois de rechercher sur le mort ce qui se trouve exister chez l'individu vivant, et servant à le faire vivre.

(Ce mot vient du verbe grec anatemno, *je coupe*, *je dissèque*.)

Tous les Êtres de la Nature sont soumis à l'anatomie, pour être connus *scientifiquement*. Il y a l'anatomie des plantes aussi bien que l'anatomie des animaux.

L'*Anatomie humaine*, la seule qui nous occupe, dans sa plus grande généralité, comprend *cinq divisions principales :*

1° **L'Ostéologie** (de ostéon, *os*, et de logos, *discours*, grec, ou *science d'une chose*), c'est l'étude des os.

2° **La Myologie** (de mys ou myon, *muscle*, et de logos, grec), c'est l'étude des muscles.

3° **La Névrologie** (de neuron, *nerf*), c'est l'étude des nerfs et du cerveau.

4° **L'Angiologie** (de angéion, *vaisseau*, grec), la science qui traite des vaisseaux du corps humain, artères et veines.

5° **La Splanchnologie** (de splagkhnon, *viscère*, grec), c'est l'étude des viscères, intestins, entrailles, etc.

Mais l'artiste n'a nul besoin de connaître toutes ces choses ; l'anatomie pour lui se limite aux choses extérieures de notre corps, aux seules parties qui se voient sous la peau, et sur l'Homme à l'état vivant. L'anatomie des beaux-arts est une étude qu'il faut savoir limiter à ce qui est utile à l'artiste.

NOMENCLATURE ANATOMIQUE

Les personnes qui n'ont pas étudié le latin et le grec ont toujours une certaine répulsion pour les noms des sciences naturelles qui sont formés de ces deux langues; c'est une faute.

Pour remédier à ce mal préjudiciable aux études, nous donnons toujours l'étymologie (étymos, *vrai*, logos, *discours*, grec) des mots que nous employons. — Et de plus, nous croyons utile de placer ici *le parallèle possible* entre les noms scientifiques de l'anatomie, et les mots usuels ou vulgaires qui y correspondent tant bien que mal. *Ainsi :*

Tête en composition de mots anatomiques prend le nom de CÉPHALE (de képhalè, *tête*, grec). On dit pour *tête ronde*, brachycéphale (de brachys, *court*), et pour *tête longue*, dolichocéphale (de dolikos, *allongé*, grec).

Homme en composition de mots prend le nom de ANTHROPE (de anthropos, *homme*; Anthropologie, de anthropos et de logos, *discours*, grec).

Cerveau, Cervelle se dit souvent ENCÉPHALE (de en, *dans*, et de képhalè, *tête*, grec).

Crâne garde son nom (de cranion, grec).

Visage se nomme FACE.

La cavité des yeux, sur le squelette, se nomme ORBITE (de orbis, *cercle*, latin).

La prunelle se nomme aussi PUPILLE (*pupilla*, latin), c'est le point milieu.

Le tour de la prunelle, noir ou bleu, prend le nom de IRIS.

Le blanc de l'œil porte le nom de SCLÉROTIQUE (de sklèros, *dur*, grec); on l'appelle aussi *cornée opaque*.

Le coin de l'œil se nomme CANTHUS (du mot grec kanthos), canthus interne, canthus externe.

Le sommet de la tête se nomme VERTEX.

Le derrière du crâne, OCCIPUT.

La poitrine se nomme THORAX.

Le ventre, ABDOMEN.

Le nombril, OMBILIC.

Le dos, RÉGION DORSALE.

Les reins, LES LOMBES ou *région lombaire*.

La colonne vertébrale se nomme aussi RACHIS (de là le mot rachidien) et ÉPINE DORSALE.

Les membres supérieurs (les bras) sont nommés par quelques-uns MEMBRES THORACIQUES.

Les membres inférieurs (les jambes) sont nommés aussi MEMBRES ABDOMINAUX.

Les cuisses gardent leur nom.

Les jambes également.

Les genoux aussi.

Les mollets se nomment anatomiquement LES MUSCLES JUMEAUX.

Les chevilles, MALLÉOLES, interne et externe.

Le cou-de-pied, MÉTATARSE.

Les doigts du pied, ORTEILS.

Le pouce du pied, GROS ORTEIL.

Le talon, CALCANÉUM, du nom de l'os.

Le bras, de l'épaule au coude, se nomme simplement LE

BRAS. — Du coude au poignet, il prend le nom de AVANT-BRAS.

Le poignet se nomme CARPE, du mot grec.

Le dessus et le dedans de la main, entre le poignet et les doigts, se nomme MÉTACARPE.

Les mâchoires, comme os, se nomment MAXILLAIRES.

Le palais, RÉGION PALATINE.

La gorge, LE LARYNX.

Le gosier, LE PHARYNX.

Le sens de la vue, VISION.

Le sens de l'odorat, OLFACTION.

Le sens de l'ouïe, AUDITION.

Les cheveux, SYSTÈME CAPILLAIRE OU PILEUX.

Les muscles, dans leur ensemble, SYSTÈME MUSCULAIRE.

Les vaisseaux, artères ou veines, SYSTÈME VASCULAIRE.

Les nerfs et le cerveau réunis, LE SYSTÈME NERVEUX.

Les os, LE SYSTÈME OSSEUX.

Les intestins, boyaux ou viscères, SYSTÈME VISCÉRAL.

Singe (les petits), Broca les nomme PITHÈQUES (pithèkos, grec).

Singe (les grands), ANTHROPOÏDES (de anthropos, *homme*, et de eïdos, *forme*), ou bien ANTHROPOMORPHE (de anthropos et de morphè, *forme*, grec); on les nomme aussi QUADRU-MANES (à quatre mains), mais c'est une désignation que je rejette. Un Être aussi rapproché de l'Homme ne doit être désigné que par l'ensemble des caractères et non par un fait particulier.

Quant à la désignation de *troglodyte*, elle doit être tout à fait abandonnée, comme celle d'*homme des bois*.

Les singes, en général, se nomment aussi SIMIENS, du mot latin *simia*.

LES ADJECTIFS SCIENTIFIQUES

D'ORIGINE GRECQUE OU LATINE

De la tête......	Céphalique.	Des épaules....	Huméral ou sca-
Du cerveau.....	Cérébral ou encé-		pulaire.
	phalique.	Du sternum....	Sternal.
Du cervelet.....	Cérébelleux.	Des côtes......	Costal ou costaux.
Du crâne.......	Crânien.	Du ventre......	Abdominal.
De la face......	Facial.	Du nombril.....	Ombilical.
De l'œil........	Oculaire.	Des reins.......	Lombaire.
De l'oreille.....	Auriculaire.	Des aines..... .	Inguinal.
Du nez.........	Nasal.	De l'omoplate...	Scapulaire.
De la bouche...	Buccal.	Du bras.........	Brachial.
De la lèvre.....	Labial.	Du biceps......	Bicipital.
De la joue......	Jugal.	Du coude......	Cubital.
De la pommette.	Malaire.	Du doigt.......	Digital.
Des dents......	Dentaire, dental.	De la paume....	Palmaire.
Des sourcils....	Sourcilier.	De la cuisse.....	Crural.
Des cils........	Ciliaire.	Du fémur.......	Fémoral.
Du front.......	Frontal.	Du sacrum.....	Sacré.
Des tempes.....	Temporal.	De l'os coxal...	Iliaque.
De la langue....	Lingual.	De la peau.....	Cutané.
De la mâchoire.	Maxillaire.	Des os.........	Osseux.
Du menton.....	Mentonnier.	Des muscles....	Musculaire.
Des cheveux....	Capillaire.	Des tendons....	Tendineux.
Des poils.......	Pileux.	Des ligaments..	Ligamenteux.
De la gorge.....	Jugulaire.	Des aponévroses.	Aponévrotique.
Du larynx......	Laryngien.	Des veines......	Veineux.
Du gosier......	Guttural.	Des artères.....	Artériel.
Du cou........	Cervical.	Des vaisseaux...	Vasculaire.
Du thorax......	Thoracique.	De la colonne	
De la poitrine...	Pectoral.	vertébrale....	Rachidien.
Du dos........	Dorsal.	Du cœur.......	Cardiaque.

SCIENTIFIQUEMENT ET EN GÉNÉRAL

les caractères humains se nomment : *Caractères anthropologiques.*
— de race — *Caractères ethnologiques.*
— de peuples — *Caractères ethniques.*
— trouvés sur une per-
sonne se nomment : *Caractères individuels.*

PREMIÈRE PARTIE DESCRIPTIVE

L'OSTÉOLOGIE

ou

ÉTUDE DES OS

DESCRIPTION FIGURATIVE DU SQUELETTE

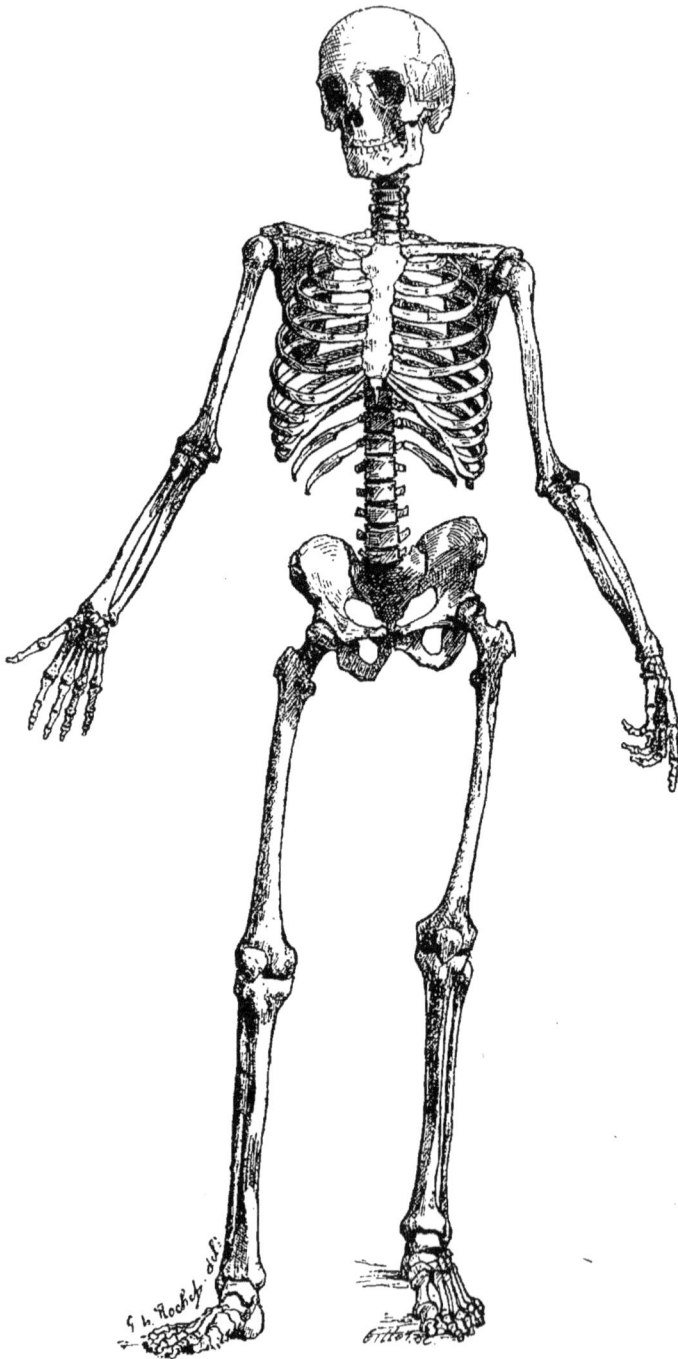

NOMS DES PRINCIPAUX OS
QUI S'Y VOIENT.

L'os frontal.
L'os temporal.
L'os malaire.
La mâchoire supérieure.
La mâchoire inférieure.
Les vertèbres cervicales.
Les clavicules.
Le sternum.
Les douze côtes.
L'omoplate.
Les vertèbres lombaires.
Le sacrum.
L'os iliaque.
L'humérus.
Le cubitus.
Le radius.
Les os du carpe.
Les os du métacarpe.
Les os des doigts.
Le fémur.
La rotule.
Le tibia.
Le péroné.
Les os du tarse.
Les os du métatarse.
Les os des orteils.

Fig. 1.

L'OSTÉOLOGIE OU ÉTUDE DES OS

L'*ostéologie* (de ostéon, *os*, et de logos, *discours*, grec) est la partie de l'anatomie qui nous fait connaître les *os* soit de l'Homme, soit de n'importe quel animal vertébré.

DES OS

(*Os*, en latin, ossa, pluriel.) Les os sont une matière solide, résistante, inerte, formée d'un tissu fibreux dans lequel se trouve une substance calcaire. Ils constituent toute la charpente de l'édifice humain et en occupent l'intérieur. Sans cette matière, d'une grande dureté, notre corps s'affaisserait sur lui-même et tomberait comme un amas de chiffons. On frémit en pensant à ce que serait notre corps s'il n'était pas soutenu par les os. Les os sont ce qu'on étudie sous le nom de squelette.

DU SQUELETTE

Le nom de *squelette* vient de *skélétos*, mot grec qui veut dire *desséché*, cadavre desséché, qui n'a plus que les os, parce qu'en effet les corps que l'on trouvait en terre autrefois ne présentaient plus que les os.

Le squelette humain aujourd'hui pour nous, pour la science, est un remontage factice des os d'un individu, remis en place, à l'aide de fils de cuivre et de trous passés dans chaque os, car par lui-même aucun os ne peut tenir.

Pour l'étude de l'anatomie des arts, il n'est nullement besoin d'avoir recours au squelette en nature, un bon dessin suffit.

Le squelette humain, pris d'une manière générale, présente encore ce caractère d'être ni homme ni femme ; il n'a pas de sexe, et sauf la différence de la taille que l'on connaît, et une certaine largeur du bassin ou étroitesse dans les épaules, le squelette de la femme est absolument semblable à celui de l'homme ; il n'a pas un os de plus, pas un os de moins. Aussi l'étude du squelette d'un individu, quel que soit son sexe, sa race ou sa taille, représente à lui seul, pour l'anatomie générale, l'*Espèce humaine tout entière*, et cela d'une manière absolue.

Nous devons dire encore que, de tout temps, le squelette humain a dû être connu des observateurs, médecins ou artistes ; au moins nous avons toutes raisons de le supposer. Les artistes grecs devaient en avoir connaissance, leurs œuvres le laissent apercevoir. Il se présente naturellement trop d'occasions pour faire trouver en terre des ossements humains, sur les champs de bataille, ou autrement ; on a donc pu, malgré la défense, les examiner furtivement.

Les os humains, chez l'adulte, sont au nombre de 206, sans compter les 32 dents ; mais comme, à quelques-uns près, ils sont tous doubles, cela les réduit déjà de moitié pour l'étude, et sur ce nombre, en ne comptant que pour un les 24 côtes, et pour un aussi les 24 vertèbres ; en groupant également les osselets des doigts et orteils, ceux du cou-de-pied, du poignet, etc., on arrive à trouver qu'il n'y a d'utile à connaître pour les arts qu'UNE TRENTAINE D'os. Nous insistons sur ce point, car nous tenons à rendre simple et facile l'anatomie pour l'artiste.

Les os sont placés quelques-uns sur la ligne médiane ; d'autres, et c'est le très grand nombre, sont des deux côtés, à droite comme à gauche. L'os, sur la médiane, est toujours simple et unique, les autres marchent par paires ; ce qui fait que quand nous parlons d'un os du bras gauche, par exemple, il reste entendu que ce qui est dit sert également à expliquer le bras droit.

DE LA LIGNE MÉDIANE

Quant à la ligne médiane, c'est une ligne essentielle-ment anatomique, et qu'on trouve aussi bien sur le vivant que sur le squelette. Cette ligne, de la tête aux pieds, par devant comme par derrière, sépare notre Être en deux moitiés semblables ; ce qui produit le côté gauche et le côté droit, et ce qui marque le mieux cette ligne sur le squelette, c'est la colonne vertébrale tout entière, puis la place du nez, le milieu des dents, le sternum, le pubis, le vide formé entre les deux jambes quand elles sont rappro-chées. Tout cela révèle l'existence de cette ligne qui sert à montrer que l'Être humain est double, pair, symétrique dans toutes ses parties : ligne unique qui nous tient debout et en parfait équilibre des deux côtés.

TABLEAU DU SQUELETTE ET DE SES DIVISIONS

Ces divisions sont au nombre de quatre, savoir :

1. LA TÊTE.	3. LES MEMBRES SUPÉRIEURS.
2. LE TRONC.	4. LES MEMBRES INFÉRIEURS.

Ces divisions se subdivisent en plusieurs parties qui sont :

Pour la tête.............. { *Le crâne.*
                            { *La face.*

Pour le tronc............. { *La colonne vertébrale.*
                            { *Le thorax.*
                            { *Le bassin.*

Pour le membre supérieur { *Le bras.*
                         { *L'avant-bras.*
                         { *Le carpe.*
                         { *Le métacarpe.*
                         { *Les doigts.*

Pour le membre inférieur. { *La cuisse.*
                          { *La jambe.*
                          { *Le tarse.*
                          { *Le métatarse.*
                          { *Les orteils.*

LA TÊTE

CRANE, FACE, PLUS LE COU

LA TÊTE

Tête (*caput*, latin; *képhalè*, grec).

La tête humaine occupe verticalement le point culminant de notre Être; le cou l'isole complètement du corps, ce qui n'a lieu sur aucun autre animal.

Elle est le principe d'unité de toutes les mesures géométriques, ou de proportion que l'on prend sur le tronc ou sur les membres (voir plus loin). Quoiqu'elle soit le siège des plus importantes fonctions, nous n'avons à l'étudier, pour les arts, qu'au seul point de vue de la forme et des caractères anatomiques et physiques.

Elle se subdivise régulièrement en deux parties : LE CRANE et LA FACE. — Le crâne, partie osseuse; la face, partie à la fois osseuse et musculaire.

Nous ajoutons le cou à l'étude de la tête, nous dirons pourquoi.

En voici les principaux os :

2

LA TÊTE DU SQUELETTE (*Crâne et face*).

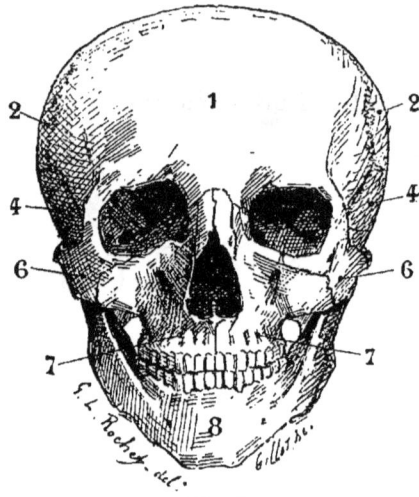

Fig. 2.

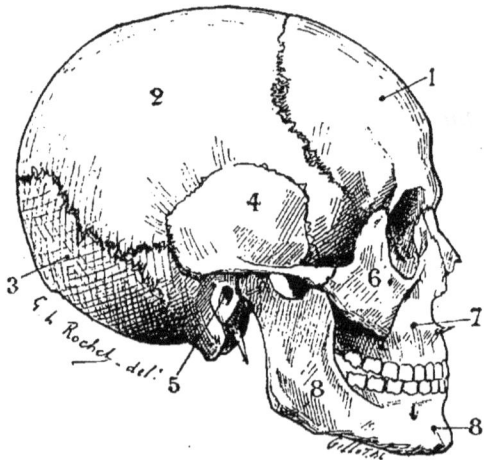

Fig. 3.

NOMS DES PRINCIPAUX OS QUI S'Y VOIENT.

Crâne.	Face.
1. L'os frontal.	6. L'os malaire.
2. L'os pariétal.	7. L'os central ou de la mâchoire supérieure.
3. L'os occipital.	8. La mâchoire inférieure.
4. L'os temporal.	
5. Le trou auditif.	

LE CRANE

EXPLIQUÉ DANS SON ENSEMBLE ET DANS SES PARTIES

Le crane (*cranium*, latin; *kranion*, grec) est l'enveloppe osseuse, la boîte inerte et complètement insensible dans laquelle se trouve hermétiquement enfermé le cerveau, soit de l'Homme, soit de tout autre animal vertébré.

La disposition anatomique du crâne humain est faite de *quatre grands os principaux*, dont *deux* simples, et *deux* doubles. Les deux simples sont : *le frontal* et *l'occipital;* les deux doubles sont : *le pariétal* et *le temporal*.

Nous allons en donner la description séparée.

DES OS DU CRANE PRIS ISOLÉMENT

1ᵉʳ os du crâne. — OS FRONTAL.

Os unique occupant le devant et le haut de la tête. Son nom indique sa place. Il est établi sur la ligne médiane et

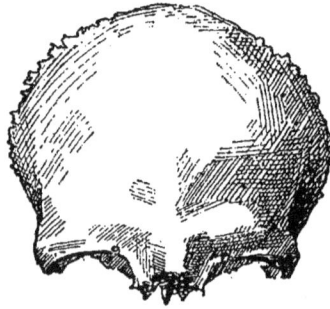 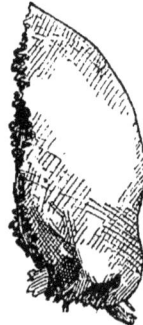

forme tout le front complet ; une moitié répondant à la partie glabre (nue) de la tête ; l'autre à la partie sous les cheveux.

.Fig. 4.   Fig. 5.

Son point terminal au centre par en haut se nomme *bregma* (fontanelle chez les petits enfants). De ce côté il confine aux pariétaux ; sur les tempes, près des temporaux ; à la base il forme la partie haute de l'orbite, la place occupée par les sourcils et la racine du nez.

L'os frontal a cela de particulier, qu'il est à la fois *os crânien* et *os facial*, c'est-à-dire qu'il participe par moitié des études *anthropologiques crâniennes*, et des études *physionomiques faciales ;* deux branches de la science qui se disputent l'observation.

Sa forme extérieure répond à la configuration des deux lobes de l'encéphale qu'on nomme à cause de cela *les lobes frontaux*. C'est en ces lobes que, selon toute probabilité, s'accomplissent les plus hautes fonctions de l'intelligence humaine ; aussi un beau front est-il toujours le signe d'une grande et noble nature.

Remarques sur les fronts : caractères ethniques ou individuels. — Nous ne saurions trop recommander à l'observateur-artiste d'examiner les fronts des personnes à leur portée, car l'état du front leur révélera la valeur intellectuelle des individus. Défiez-vous des fronts bas ou étroits, ils indiquent des individus de peu de valeur, surtout si le crâne est petit et mal conformé. Les fronts fuyants relativement sont moins mauvais, ils peuvent offrir quelque compensation. Il faut regarder aussi si la tête est longue ou ronde, car un crâne dolichocéphale ne présentera jamais un aussi beau front qu'un crâne brachycéphale.

2ᵉ os du crâne. — OS PARIÉTAL ou LES DEUX PARIÉTAUX.

Car on ne parle presque jamais d'un pariétal seul (*Parietalis* , mot latin qui est formé de paries, *muraille*), parce qu'en effet ces deux os réunis sont comme les murailles, les parois du cerveau.

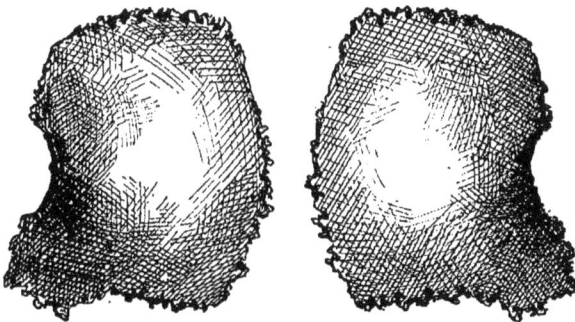

Fig. 6.

Les pariétaux occupent les grands côtés et le dessus de

la tête ; ils viennent immédiatement après l'os frontal,
et se joignent sur la ligne médiane ; sur le côté, en avant,
ils se lient à l'os temporal, par derrière à l'os occipital.

Sur toute belle tête, bien conformée, on doit trouver,
au devant de ces deux os réunis sur la médiane, une
légère saillie qui indique LE VERTEX (ou sommet de la
tête) et centre de la ligne médiane montante qui traverse
tout le corps.

Au milieu de chaque os, pris séparément, doit se trouver
une bosse très apparente, ce sont ces deux bosses qu'on
nomme les *bosses pariétales* et qui doivent toujours, sur
une tête bien conformée, être plus saillantes que les saillies
frontales.

Les pariétaux sont complètement placés sous les cheveux, où il n'y a pas calvitie ; on ne peut les voir, il faut
les tâter. C'est sur la partie méplate, en arrière du vertex,
que se déclare souvent la première perte des cheveux ;
cette partie est intéressante à observer parce que c'est le
centre rayonnant de la plantation des cheveux.

Comme *remarques ethniques* ou *individuelles*, nous n'avons
qu'à nous en rapporter à ce qui est dit plus haut. Toute
tête qui n'est pas comme nous l'indiquons est une vilaine
tête. Le cerveau peut mal y fonctionner et l'intelligence
doit s'y trouver compromise (voir la fig. 10).

Les pariétaux répondent aux lobes moyens du cerveau,
ceux qui déterminent la largeur de la tête, ils présentent
donc à la vue, sur le particulier, la vraie qualité de l'encéphale.

3ᵉ os du crâne. — OS OCCIPITAL.

Os de l'occiput, ou *du derrière de la tête* (*occipitalis*, latin), cet os unique, comme le frontal dont il est la contre-partie, est de même que lui établi sur la médiane et termine en quelque sorte l'enveloppe du cerveau; on n'en voit extérieurement qu'une faible partie, nous en marquons la place sur le dessin à la partie haute qui touche aux pariétaux. La partie basse est cachée sous la tête, et le grand trou qu'on y voit donne passage à *la moelle allongée* qui devient ensuite *la moelle épinière*, logée dans le rachis et qui dirige tous les mouvements de notre corps. Cet os à donc plus d'importance pour l'anatomie générale que pour nos observations artistiques. On voit sur le haut de la partie

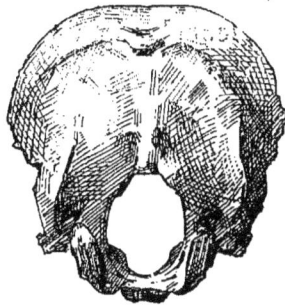

Fig. 7.

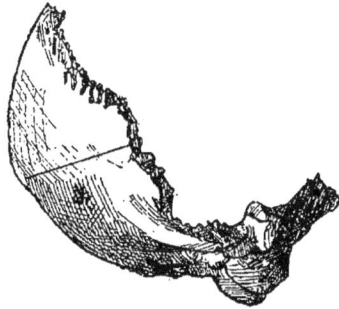

Fig. 8.

cachée de cet os des points saillants, des aspérités, c'est là que s'attachent les gros muscles du dos qui servent à faire lever la tête par devant.

Cet os est en plus complètement perdu sous les cheveux, et l'on ne peut bien le connaître, sur les individus, qu'au toucher : il recouvre le lobe postérieur du cerveau et tout le cervelet.

Caractères ethniques ou *individuels*.

Cet os doit être saillant pour constituer une bonne tête ;
s'il est plat ou ravalé, on le voit tout de suite au profil,
alors la tête prend une vilaine forme qui doit être contraire
à un bon fonctionnement du cerveau, et surtout du cervelet, lequel, comme on le sait, dirige tous les mouvements
du corps. C'est par cet os principalement que l'on juge si
un peuple est ou a été dolichocéphale ou brachycéphale ;
il y a une école anthropologique qui attache une grande
importance à cette particularité.

Broca a donné le nom de *lambda* (de la lettre grec λ
que présente la forme de cette suture) au point de rencontre sur la médiane des deux pariétaux et de l'occipital.
Le *lambda* fait pendant au *bregma* qui occupe une position
semblable sur le devant par égard à l'os frontal.

4° os du crâne. — OS TEMPORAL ou LES DEUX TEMPORAUX.

Cet os, le plus petit et le dernier des os visibles du crâne,
est situé dans la région des tempes, de là son nom. Il ne se

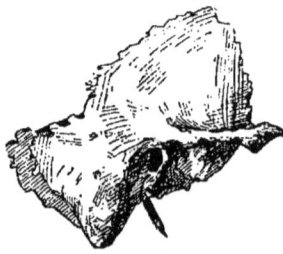

voit que sur le profil et est placé
derrière l'œil et en avant et au-
dessus du trou de l'oreille, lequel
est logé à sa base. Il se caractérise
pour l'art en ce qu'il donne naissance à la barre transversale du
zygoma (mot grec qui signifie *corps
servant à se joindre à un autre*). Le

Fig. 9.

zygoma ou la *barre zygomatique* sert à joindre l'os temporal
à l'os de la pommette dont il va être parlé ci-après. C'est
à cette barre que s'attache le gros muscle qui fait manœu-

vrer la mâchoire : on voit par là que nous entrons déjà dans l'étude des os de la face et que nous en avons fini avec les os du crâne.

On trouve en plus, près de cet os, en arrière du trou auditif, une forte saillie dite *apophyse mastoïde* (de *mastos*), mot grec qui veut dire *mamelle* et qui ressemble en effet à un mamelon. C'est sur cette excroissance osseuse que s'insère le muscle du cou qui fait marcher la tête.

Comme *caractères ethniques* ou *individuels*, l'action de cet os est à peu près nulle. Il répond pourtant comme le pariétal à la saillie des deux lobes moyens du cerveau ; on apprendra sans doute plus tard le rôle que jouent ces deux lobes importants ; cela servira peut-être à déterminer la valeur de cet os.

DU CRANE DANS SON ENSEMBLE

Nous avons donné un dessin séparé des os du crâne comme le font tous les anatomistes pour permettre d'en expliquer la valeur et le caractère. A première vue on peut dire que l'artiste n'a pas besoin de ces choses : que lui fait de connaître le nombre de ces os, l'état de leurs sutures, à lui qui n'observe l'Homme qu'à l'état vivant et qui, d'un seul coup d'œil, juge d'une tête, et voit tout de suite si le crâne est long ou rond, large ou étroit, régulier ou déformé ; mais de nos jours on attache une si grande importance à l'étude des crânes que nous devons suivre le courant, malgré l'abus que font les anthropologistes de ce genre d'étude.

Nous savons bien que la dolichocéphalie et la brachycéphalie ne mènent pas à grand'chose ; mais ce n'est pas moins un procédé utile pour aider à définir les races éteintes, et l'artiste peut rectifier beaucoup d'erreurs de nos savants qui ne dessinent pas, et ne font leurs observations qu'à l'aide de procédés mécaniques ; ces moyens-là ont si peu de prise quand il s'agit de l'*Être humain vivant* et de la définition de ses caractères physiques.

Il est un autre point qui rend utile l'étude des os du crâne pour l'artiste : c'est que le crâne a cette particularité, qu'il est la seule partie de notre Être où les os se montrent visibles à la surface, et non couverts de muscles ni enveloppés de graisse : un crâne d'homme chauve est un crâne bien réellement nu, et aussi visible, et aussi nu sur l'Être vivant qu'il l'est sur le squelette. Nulle autre partie du corps ne montre les os en un tel état.

Remarques sur la valeur anthropologique du crâne.

C'est depuis un siècle qu'on s'est mis avec un curieux entraînement à poursuivre l'étude du crâne humain et pour lui-même, et pour sa comparaison avec celui des animaux ; et cela surtout depuis qu'on sait que notre âme, si âme il y a, ou l'âme telle que la science peut l'admettre, ne réside plus ni dans le corps ni dans le cœur, mais bien dans le centre cérébral, dans le système nerveux tout entier. Et alors, pour en trouver quelque chose, on a inventé systèmes sur systèmes, combinaisons sur combinaisons, espérant prendre au piège ce fameux principe vital.

C'est ce que nous trouvons, si nous remontons d'abord à GALL et à SPURZHEIM, qui ont occupé d'eux toute la première moitié de ce siècle. Que d'espoirs déçus, que d'illusions détruites! Quel est celui qui oserait aujourd'hui, dans le monde de la science, prononcer le nom de *phrénologie* (phrénè, *esprit,* logos, *discours,* grec) ou de *crâniologie* ou de *cranioscopie* (kranion, *crâne,* et de scopéo, *je regarde, j'examine*, grec) ; que de recherches minutieuses, que d'efforts perdus (1) ! Comme si, en réalité, on pouvait découvrir sur cette enveloppe grossière les facultés si multiples et si variées de notre organisation mentale ! et cela, à travers une boîte calcaire, dure comme du fer, très épaisse et très hermétiquement fermée de tous les côtés !

Et pourtant, il est bien réellement admis dans la science aujourd'hui, que les facultés de notre esprit sont logées dans des organes distincts de notre cerveau ; on en voit la preuve tous les jours, dans ces multitudes d'aliénés qui ne donnent de signes de démence que sur un point déterminé et restent sains d'esprit sur tout le reste. Cela ne ressemble-t-il pas à un piano mal accordé, dont une seule touche donne une note fausse quand les autres cordes donnent des sons réguliers et harmonieux (2) ?

D'autres savants comme CAMPER, RETZIUS, BROCA, pour ne citer que les morts et les plus importants, ont aussi usé et abusé du crâne, mais dans un autre but, ils ont voulu lui faire donner ce qu'il ne possède pas, la définition des caractères individuels ou des races ; comme si c'est au crâne que l'on regarde quand un individu se présente à nous, avec une bonne ou une mauvaise mine ? Comme si c'est à l'aspect du crâne que s'établissent si naturellement les rapports entre les hommes, les ressemblances de famille :

---

(1) Voilà le sort des systèmes quand il s'agit des grands mystères naturels de la constitution de l'Homme et de son rôle sur la terre. C'est probablement le sort réservé, dans un avenir prochain, à la théorie du *transformisme* ou *darwinisme ;* cette ignoble et si décevante philosophie des choses, tant à la mode de nos jours et qui tombera en son temps, après avoir fait le tour du monde et troublé bien des imaginations.

(2) Celui qui aurait pu analyser le cerveau de Victor Hugo, le voir au microscope, photographier les fibres qui le composent et le comparer ensuite avec d'autres cerveaux d'hommes illettrés ou vulgaires, aurait pu faire faire un grand pas à la science : mais par le crâne seul, rien ! rien ! jamais ! jamais !

Le crâne n'a jamais constitué l'individualité physique.

CAMPER a été le premier à établir un *angle facial* tout à fait artificiel pour fixer les rapports de la face et du crâne, et déterminer les caractères de supériorité ou d'infériorité parmi les races. Nous n'en donnons même pas le dessin, on le trouve partout ; et à quoi bon propager une erreur ou une exagération ?

RETZIUS, toujours pour le même objet, a divisé les crânes de l'humanité en *dolichocéphales* (de dolichos, *long*, et de képhalè, *tête*, grec) et en *brachycéphales* (de brachus, *court*, et de képhalè, *tête*, grec), ce qui n'a jamais rien pu prouver, puisque, dans une même famille et avec les mêmes degrés de valeur intellectuelle, on trouve des uns et des autres.

BROCA, prenant de l'un et de l'autre système et voulant pousser plus avant que ses prédécesseurs les *mensurations crâniennes*, a donné des instructions dans le monde entier, et fait employer divers *crâniomètres* qu'il a confectionnés lui-même, et tout cela, pour faire rendre au crâne ce qu'il lui était impossible de donner.

La vérité est ceci : c'est que le crâne, sauf le cas de déformation réelle ou quelques formes particulières bien connues, ne donne sur l'Homme que des renseignements très imparfaits ; c'est (nous l'avons dit cent fois et répété partout à qui voulait l'entendre) à la face qu'il faut s'adresser, c'est elle qui a charge de répondre et qui vous répondra quand vous l'interrogerez ; c'est elle seule qui représente l'Homme au dehors et nous dévoile ce qui se passe dans son cerveau. *Le cerveau est à Dieu, la face est aux hommes.* Je regrette d'avoir à employer le mot DIEU, mais vous m'y forcez (1).

---

(1) *La figure est à l'Homme, le cerveau est à Dieu.*

Il est implicitement admis, dans le monde savant, de ne jamais prononcer le mot DIEU quand on parle des lois qui régissent les plus grands

Quant à ce que vous faites du cerveau humain, après la mort, dans vos laboratoires, Messieurs les anthropologistes, remuez-le tant que vous voudrez, retournez-le de toutes les façons, il ne vous apprendra rien de ce qu'il était pendant la vie. Donc c'est sur l'Être vivant et pendant qu'il est vivant, et sur la partie la plus vivante qui est la face, la figure, la physionomie de l'Homme, qu'il faut aller chercher ce qui se passe dans l'Homme.

Ainsi donc, jeunes artistes, prenez confiance, le beau rôle vous revient ; étudiez-la, cette belle figure de l'Homme, et à tous les points de vue ; c'est le plus grand et le plus noble sujet de travail qui puisse exister pour l'art comme pour la science.

Quant à vous, Messieurs les anthropologistes de la seule médecine et de la chose morte, je vais vous le dire encore une fois, vous aurez beau entasser crânes sur crânes, collections sur collections ; rassembler dans vos galeries tous les ossements de nos cimetières, vous n'arriverez pas au but : il vous manquera toujours non seulement le coup d'œil qui fait l'artiste, mais la matière elle-même du sujet à traiter, et tous les os que vous manierez ne vous donneront pas la centième partie de ce que le peintre voit dans un œil, le musicien dans un larynx, le lettré dans une seule parole.

---

phénomènes de la nature ; et ce n'est pas trop dire que d'avancer que, depuis un siècle peut-être, *ce mot* n'a jamais été prononcé une seule fois dans les cours qui se font à l'École de médecine et au Muséum d'histoire naturelle ; et pourtant certains professeurs pratiquaient des sentiments religieux : — est-ce lâcheté de leur part ? c'est probable, mais ce qui est plus certain encore, c'est la nécessité où l'on se trouve de séparer complètement la science de la religion ; j'ai donc commis une énormité en prononçant ce mot.

CRANE FACTICE

DONNANT TOUS LES POINTS QU'ON DOIT OBSERVER
SUR LA NATURE POUR ARRIVER A LA CONNAISSANCE EXACTE DES CRANES
DES INDIVIDUS ET DES PEUPLES.

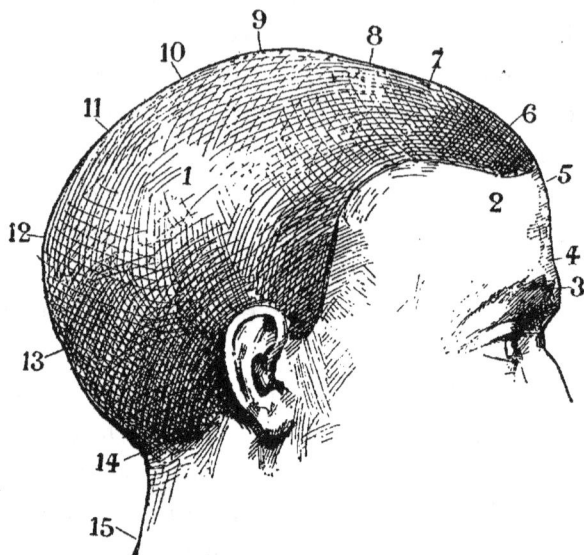

Fig. 10.

1. Les bosses pariétales indispensables.
2. Les bosses frontales, plus rares.
3. Les arcs sourciliers qu'on voit en saillie sur certains vieillards méditatifs ou calculateurs.
4. L'entablement, si commun sur les bustes des anciens philosophes grecs.
5. Le tournant du front qui, pour une belle tête, ne doit jamais être sous les cheveux.
6. Le talus frontal, un plan incliné formé de la partie haute de l'os frontal.
7. Le bregma (fontanelle chez les petits enfants) qui se fait généralement reconnaître par une légère dépression.
8. Le versant avant du vertex ou plan pariétal.
9. Le vertex, ou point culminant de la tête et axe du corps entier.
10. Le versant arrière du vertex.
11. La légère dépression où se fait le rayonnement de la pousse des cheveux, appelé centre calvite ou tonsure.
12. La saillie occipitale.
13. La dépression cérébelleuse.
14. La fin du crâne et des cheveux.
15. La nuque ou derrière du cou.

Remarque.

Sauf les deux premiers, tous ces points indiqués sont placés sur la ligne médiane.

LA FACE

Face (*facies, vultus*, latin ; *prosopon*, grec). — En langage usuelle, figure, visage, etc.

La *face*, partie antérieure de la tête humaine, celle qui représente le mieux et le plus complètement ce qu'est l'Homme physique dans tous ses caractères, comme espèce, comme race, comme individualité.

La face, dans toutes ses parties, et à tous les points de vue, est ce que l'artiste doit le plus étudier s'il veut produire de belles œuvres et des œuvres durables.

La face est le siège des organes extérieurs de l'individu ; nous ne l'étudions ici, en ostéologie, que dans la disposition de ses os.

Les os de la face utiles à connaître sont au nombre de cinq : trois sont simples, deux sont doubles.

DES OS DE LA FACE PRIS ISOLÉMENT

1er os de la face. — OS MALAIRE.

Os MALAIRE ou *os de la pommette* (de mala, *joue*, latin). — Cet os fait en quelque sorte suite à l'os temporal, relié qu'il est à celui-ci par la barre zygomatique. Il est double comme tous ceux qui sont hors de la médiane. Il a la forme d'un quadrilatère irrégulier. Il tient par en haut à l'os frontal, et comme lui participe à former l'orbite; en arrière il s'unit au temporal; en bas et en avant il tient solidement à l'os central de la face. Cet os, autant visible de profil que de face, constitue la partie osseuse et résistante de la joue.

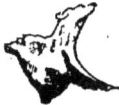

Fig. 11.

Remarques ethniques et individuelles.

' L'os de la pommette occupe la première place dans l'étude des caractères constitutifs de la figure humaine et de la définition des races; c'est à l'aide de cet os que nous avons pu distinguer, en dehors du nègre, deux grands types humains : *les longifaciaux*, ou peuples à pommettes plates ou rentrées (la race blanche); *les latifaciaux*, ou peuples à pommettes saillantes (la race jaune).

Sur les individus, c'est à l'aide de cet os qu'on reconnaît l'état de santé ou le tempérament d'une personne; si elle est maigre, l'os s'isole et se dessine parfaitement; si elle est grasse, l'os est noyé dans la graisse et la bouffissure des joues.

Chez les peuples qui ont disparu et dont il ne reste plus que les ossements, c'est à l'aide de cet os qu'on reconnaît principalement le type auquel le crâne retrouvé a appartenu, soit par la saillie propre de l'os, soit par la forme qu'il donne à l'orbite.

2ᵉ os de la face. — MACHOIRE INFÉRIEURE.

Machoire inférieure ou *os maxillaire inférieur* (*maxillaris*, latin, de maxilla, *mâchoire*).

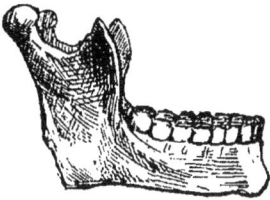 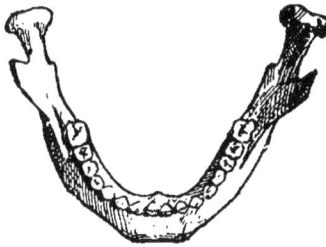

Fig. 12.   Fig. 13.

Cet os ou plutôt *cette mâchoire* est l'os le plus utile à bien étudier avec l'os de la pommette. Sur le squelette il se présente détaché des autres os de la tête qui, eux tous, ne forment qu'un tout. Il n'y tient donc, sur le vivant, que par les muscles et les attaches ligamenteuses. Cet os supportant toutes nos dents du bas est parfaitement connu. De plus, comme le maxillaire supérieur dont il va être parlé, il est entièrement recouvert par sa propre lèvre. Il joue un rôle important dans la constitution de la face humaine dont il dessine tout le contour inférieur; s'il est peu visible extérieurement, il est très sensible au toucher quand on porte la main à sa base.

3

Comme action, un fait important à signaler, chez l'Homme comme chez l'animal, c'est que, pour manger ou pour mordre, c'est ce seul os qui fonctionne; la mâchoire du haut ne bouge pas, et ce sont les dents du bas qui viennent constamment battre sur celles du haut; la bouche, dans ce cas, fait exactement le contraire de ce que font les paupières dans le mouvement des yeux.

Nous n'avons pas à dire que chaque maxillaire est orné de quatorze dents chez l'enfant et de seize chez l'adulte ; que celles du fond sont les *molaires* ou *meulières* (de mola, *meule*, latin), pour broyer les aliments comme la meule écrase le grain ; que les autres des coins sont les *canines* (de *chien*, canis), parce qu'elles déchirent comme les dents du chien ; et que celles du devant sont les *incisives* (de incisivus, *qui coupe*, latin), parce qu'en effet elles coupent comme une paire de ciseaux.

Remarques anthropologiques sur cet os.

On a cherché dans ces derniers temps à trouver, chez certains hommes, des énormités de disproportions à propos de cette mâchoire, qu'on voyait saillante outre mesure, à côté d'un front très fuyant, et, à l'aide de quelques faits accidentels, on propageait par tout le monde savant que cela devait constituer des caractères de races ou d'espèces différentes parmi les hommes !

C'est ainsi que se forma dans l'origine le trop fameux *angle facial de Camper*, à l'aide duquel, sans exception, il place tous les nègres dans une condition inférieure au sein de l'humanité, et n'occupant plus que le milieu entre l'Homme proprement dit ou l'Homme parfait selon sa convenance, et le grand singe anthropoïde. Et dans cette gros-

sière exagération, il donnait à l'un (le blanc) un front bombé
qu'il n'a pas, et une mâchoire rentrée qu'il n'a pas davantage; tandis qu'à l'autre (le nègre) il lui prête un front
fuyant qui n'est pas le sien, et une mâchoire démesurément
saillante qui n'est pas la sienne. Et tout cela sous l'apparence irréfutable d'*une donnée mathématique;* ce qui ne convient pas à un pareil sujet.

Voilà comment, à l'aide d'une fausse donnée scientifique,
on peut commettre une infamie, en répandant pendant un
siècle une monstrueuse erreur parmi les hommes! erreur
d'autant plus funeste, qu'elle n'a servi qu'à soutenir dans
leur odieux trafic les marchands d'hommes, et les colons
américains qui les retenaient en esclavage!

Et voilà aussi comment, pendant si longtemps, on a
traité ces peuples, les seuls chez lesquels nous avons rencontré les belles formes, aujourd'hui perdues, de l'art grec
pur et de l'art égyptien; formes sublimes, proportions parfaites, que nous cherchons en vain, sur les corps des
amollis d'une civilisation comme la nôtre, qui laisse tant
à désirer.

Caractères ethniques ou individuels.

L'os maxillaire qui nous occupe sert non seulement à
dessiner la forme du bas de la face, mais il sert aussi à caractériser certains peuples, et surtout certains points d'individualité. Ainsi, si cet os est fort et large, il fait une
grande bouche, de grosses lèvres, et par là révèle des ins-
tincts grossiers, comme chez plusieurs peuples du Nord,
comme chez nombre d'individus parmi nous; et l'ensemble
de la face devient large par en bas, avec une forme carrée ou ronde. Si au contraire cet os est petit et resserré,
comme nous l'avons découvert sur le type du *Romain an-*

cien (1), la face devient ou longue ou triangulaire, mais surtout étroite du bas ; la bouche est petite, les lèvres sont minces, l'expression en est fine. On voit cela souvent chez nous, surtout chez nos jeunes et jolies femmes.

Même remarque à faire pour le milieu de l'os sur le devant. Si à cette place nous avons un os saillant du bas, cela donne lieu à un fort menton, comme était celui des anciens habitants de la Grèce (voir les statues du style archaïque), alors la bouche rentre et les lèvres sont courtes et minces. Mais si, au contraire, cet os est ravalé par le bas, les dents deviennent proclives, c'est-à-dire penchées en avant, le menton fuit, la bouche est saillante et les lèvres fortes ; ce qu'on trouve chez les vilains types des races noires ou océaniennes.

3ᵉ os de la face. — OS MAXILLAIRE SUPÉRIEUR.

On le nomme aussi *os sus-maxillaire* ou simplement *mâchoire supérieure*. — *Remarque :* Une partie de ce qui a été

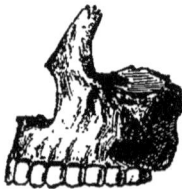

Fig. 14.

dit de la mâchoire inférieure comprenant toute la bouche s'applique également à celle-ci ; nous n'y reviendrons pas.

Cet os est double ; nous n'en donnons ici qu'une moitié ; les deux pièces se joignent sur la ligne médiane comme cela a lieu au crâne pour les deux pariétaux.

Ces deux os réunis servent à former la partie inférieure de

_____

(1) Essai d'une *Monographie du Type du Romain ancien*, d'après les études *faites pendant un séjour à Rome, sur les sculptures antiques et sur la population ;* — lu dans la séance du 29 novembre 1866. Publié dans les mémoires de la Société d'anthropologie de Paris.

l'orbite, toute la cavité du nez, toute la mâchoire supérieure, toute la voûte du palais et la partie cachée sous la lèvre supérieure. Enfin cet os, qui constitue tout le fond solide de notre visage, est complètement invisible du dehors, et semble en apparence inutile à connaître pour l'art, mais ce qu'il a d'important, c'est que c'est sur lui que s'appuie toute la musculature qui fait mouvoir la face et lui donne sa forme, et que c'est la partie qui supporte les joues, la bouche, la lèvre supérieure et tout le nez qui en occupe le milieu.

On voit que, comme action, ce grand et double os n'opère aucun mouvement, il reste fixe et solidement attaché à la base du crâne et à l'intérieur, parties invisibles de la tête.

Pour l'étude des caractères physiques des peuples ou des individus, il ne présente rien de particulier, n'étant pas extérieur; il n'a rien d'individuel et de significatif, tant il est vrai que ce ne sont que les signes extérieurs visibles, qui doivent compter en anthropologie et en ethnographie.

4e et 5e os de la face. — L'OS NASAL OU OS PROPRE DU NEZ, ET L'OS VOMER.

Il ne nous reste plus qu'à parler de deux petits os qui, tous deux, sont sur la ligne médiane et se rapportent au nez.

L'*os propre du nez* est un petit os double placé sous le front, entre les deux yeux, et servant à former ce qu'on nomme *la racine du nez*. Ce double os supporte le cartilage et les petits muscles qui forment réellement le nez; malgré leur peu d'importance apparente, nous ne pouvons les passer sous silence parce qu'ils servent à constituer le nez, et le

nez est, comme on le sait, la partie qui domine toute la
face et sert à constituer le caractère propre de la figure
chez tout individu.

Sur le squelette, il présente une réelle valeur ethnologique pour la connaissance des races détruites, dont il ne
reste que les os. Quand cet os est saillant et courbé, il indique un nez qui était aquilin ; quand il est enfoncé et relevé seulement de la pointe, il montre un type à nez écrasé
ou camard. Confronté avec la pommette, les orbites et
l'état des mâchoires, on sait tout de suite à quelle race
d'homme on a affaire. C'est aussi par l'écartement ou le
resserrement de ces deux petits os que l'on voit si les
yeux étaient écartés ou rapprochés ; et, à la base de la
cavité du nez, si les narines étaient écartées ou res-
serrées.

On voit donc que cet os uni aux autres joue un rôle ex-
trêmement important pour l'anthropologie et la prosopologie préhistorique.

Quant au petit *os vomer*, c'est un tout petit os qui ne se
voit nullement en dehors, c'est le petit os intérieur, unique,
qui, placé au milieu du nez, en forme la cloison et soutient le cartilage qui sépare les deux narines. Mais étant
juste sur la médiane et occupant le milieu de la face humaine, nous ne pouvions absolument le laisser de côté.

SUR LES OS DE LA FACE DANS LEUR ENSEMBLE.

Tout ce que nous avons à dire sur les os de la face a été
dit à chaque os pris séparément ; aussi nous nous résumons
par ces seuls mots : *Tout est os au crâne, tout est muscle à
la face.* Les os de la face ne servent qu'à supporter les
muscles qui lui apportent la forme, l'expression, la vie.

Donc ce que nous avons d'intéressant à dire doit être renvoyé à la SECONDE PARTIE, celle des muscles.

Caractères ethniques.

Seulement, malgré l'action puissante des muscles, disons que par les os seuls sur le squelette, de même qu'on y distingue le sexe, on peut aussi reconnaître le peuple ou la race, si préalablement les caractères en ont été bien établis. On y voit aussi les signes de laideur et de beauté à l'état rudimentaire, rien qu'en examinant l'ossature de la face. Mais ne demandez rien de plus, vous ne pourriez l'obtenir.

LE COU

SUPPORT DE LA TÊTE

Le cou (*cervex, collum*, latin) est la partie comprise entre le thorax et la tête. En anthropométrie nous le plaçons avec le torse, sa vraie place (1); mais ici, en ostéologie, nous le mettons sans inconvénient à la suite de la tête. Le cou donne très peu à étudier au point de vue des os, il forme sur le squelette un vide presque complet, comme le ventre (voir). Et les sept vertèbres qu'il donne sont décrites à la colonne vertébrale, dont on ne peut les séparer (voir fig. 19).

Néanmoins nous en détachons les *deux vertèbres supérieures*, celles qui touchent à la tête à cause de leur fonction particulière, plus l'*os hyoïde* qui est en réalité le seul os propre du cou.

DES OS DU COU PRIS ISOLÉMENT

DE L'ATLAS

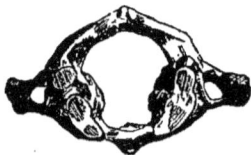

(Du nom d'un personnage mythologique qui soutenait le monde.) C'est le nom donné à la première vertèbre du cou, celle qui supporte la tête, et la tête humaine est en effet tout un monde. Cet os sur notre figure est montré du côté qui tient à la tête.

Fig. 15.

(1) Voir à la fin de cette partie, l'extrait que nous donnons de notre PROTOTYPE.

DE L'AXIS

(Mot latin qui vient du grec *axos*, qui veut dire *axe*, *essieu*.)

L'axis est la deuxième vertèbre du cou, qui est en effet *un axe*, puisque c'est elle qui a la propriété de tenir la tête droite et de la faire tourner horizontalement en tous sens ; fait considérable de la station verticale de l'Homme et qui le distingue des animaux qui n'ont, en propriété, rien de

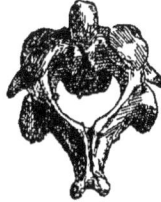

Fig. 16.

semblable. La figure représente cet os du côté du pivotement de la tête.

DE L'OS HYOIDE

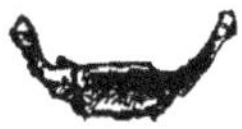

Enfin il existe au cou, sur le devant, un petit os mobile flottant, noyé dans les muscles et qu'on nomme *os hyoïde* (de la voyelle grec U *upsilon*, et de eïdos, *forme*), parce qu'il en a à peu près la forme. Cet os est visible à l'extérieur et sur-

Fig. 17.

tout sensible au toucher. Dans l'opération de la déglutition, quand on y porte le doigt, on le sent remonter. Il est en avant du larynx et forme une saillie vulgairement désignée sous le nom de *pomme d'Adam*.

A cet os se trouvent attachés nombre de muscles qui, en dessus comme en dessous, servent à faire mouvoir la tête, la langue, le gosier. C'est le seul os avec la rotule qui soit sur le squelette dans un état complet d'isolement. Au point de vue de l'art, il sert à dessiner la forme du milieu du cou.

LE TRONC

THORAX, BASSIN, COLONNE VERTÉBRALE.

LE TRONC

Le tronc (*truncus*, latin) est la partie du corps humain comprise entre la tête et les membres inférieurs.

Le tronc et la tête sont les deux parties indispensables à toute existence humaine ou animale. La tête comme siège de la vie dont l'Être dispose, vie qu'on peut nommer animique ou animale, cérébrale ou de relation. Le tronc est le siège de la vie organique, végétale ou végétative, ou encore vie physique et matérielle.

Le tronc est plus particulièrement désigné dans les arts sous le nom de TORSE. Il a pour sous-divisions trois grandes parties, qui sont :

1° LA COLONNE VERTÉBRALE ;

2° LE THORAX ;

3° LE BASSIN.

La colonne vertébrale appartient à la vie de l'Être ou du cerveau.

Le thorax, à la vie aérienne et circulatoire.

Le bassin, à la vie intestinale ou plus réellement matérielle.

Nous représentons le tronc ici, sur cette figure, dans sa

plus complète simplicité, c'est-à-dire dégagé de tout acces-
soire se rapportant aux membres.

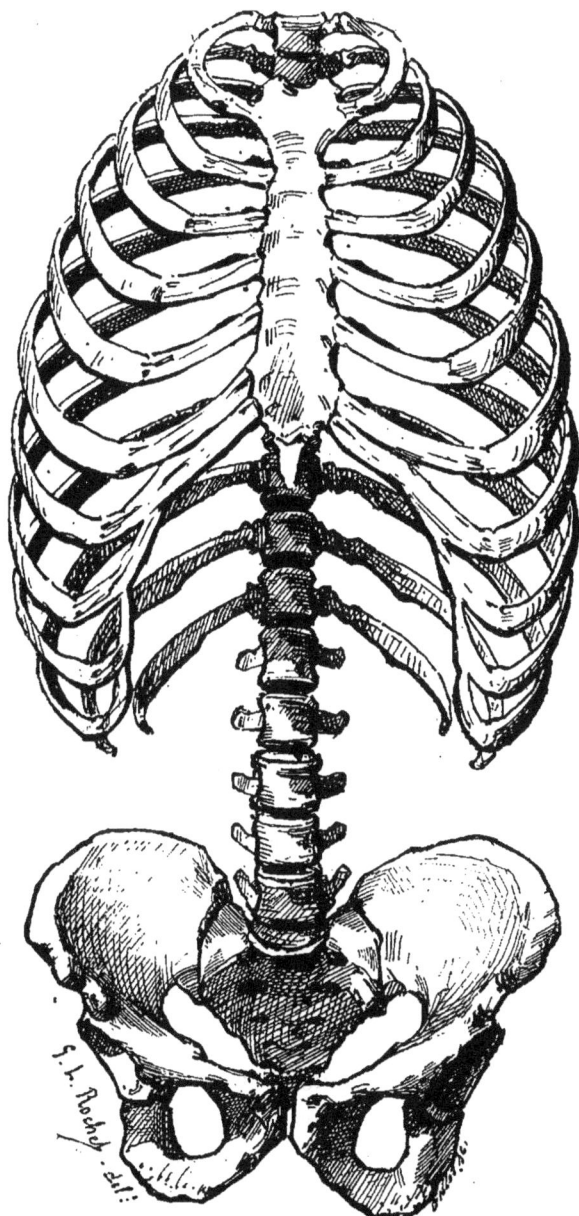

Fig. 18. — LE TRONC (*vu de face*).

COLONNE VERTÉBRALE

On donne aussi à cette partie le nom d'*épine dorsale* et de *rachis* (du mot grec qui signifie la même chose) ou *prolongement rachidien de l'encéphale.*

La colonne vertébrale représente une série d'os qu'on nomme *vertèbres* (du verbe latin *vertere*, qui veut dire *tourner*), parce qu'en effet les vertèbres sont des anneaux qui tournent les uns sur les autres ; c'est quelque peu l'image de ce qu'on voit s'accomplir sur les serpents.

Les vertèbres sont au nombre de *vingt-quatre* divisées en trois séries : 1° les *vertèbres du cou* (cervicales) au nombre de *sept;* 2° les *vertèbres du dos* (dorsales) au nombre de *douze ;* 3° les *vertèbres des reins* (lombaires) au nombre de *cinq :* ce sont celles-ci qui sont les plus grosses.

La colonne vertébrale est placée à l'arrière du tronc. Elle forme l'axe principal de la ligne médiane. Sa partie antérieure, disposée en anneaux, renferme cette précieuse *moelle épinière* ou substance nerveuse descendant du cerveau et transmettant par des milliers de fils imperceptibles (sortes de fils électriques) toutes les volontés de l'Être humain qui font mouvoir les membres et apportent la force d'action nécessaire à cette merveilleuse opération. Un cordon principal sort d'entre chaque vertèbre.

En arrière sont des épines qui servent à attacher des

muscles. Les têtes de ces épines ne se voient que sur les personnes d'une extrême maigreur.

C'est en tournant sur elles-mêmes que les vertèbres peuvent donner au corps cette admirable torsion que présente le tronc humain et qui lui a fait donner le nom de TORSE.

La colonne vertébrale donne encore au tronc ce beau galbe du dos vu de profil, si gracieux sur le torse de la femme.

La colonne vertébrale est terminée par deux os à sa suite, l'os sacré et l'os coccyx, qui laissent voir qu'ils sont encore des sortes de vertèbres soudées. Nous les traitons avec le bassin.

La tête.

LA COLONNE VERTÉBRALE DANS TOUTE SON ÉTENDUE

(*Profil, côté droit*)

DONNANT TROIS SORTES DE VERTÈBRES.

Les vertèbres cervicales (du cou) au nombre de *sept*.	1	
Les vertèbres dorsales (du dos) au nombre de *douze*.	2	
Les vertèbres lombaires (des reins) au nombre de *cinq*.	3	
Le sacrum.	4	
Le coccyx.	5	

Partie antérieure ou intérieure.

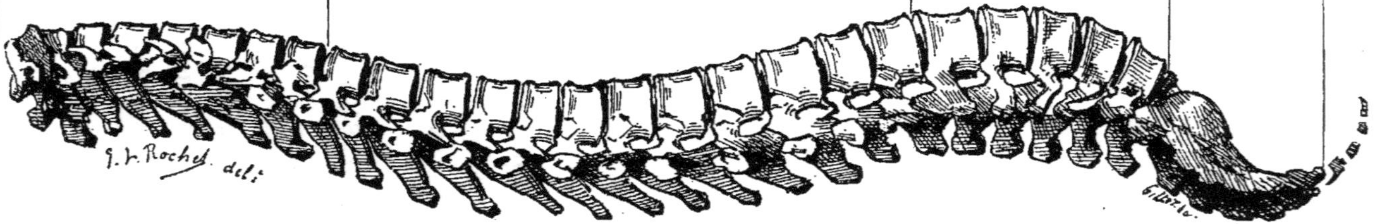

Partie extérieure ou postérieure.

La queue.

Fig. 19.

LE THORAX

(Le mot *thorax* signifie en grec *creux de la poitrine*.) C'est le synonyme de poitrine, mais plus particulièrement employé en anatomie et surtout en *ostéologie*. Le thorax est la partie qui protège, par son enveloppe osseuse, les organes essentiels de la vie respiratoire et de la circulation du sang, comme le crâne sert à la protection du cerveau. Nous allons en décrire les os.

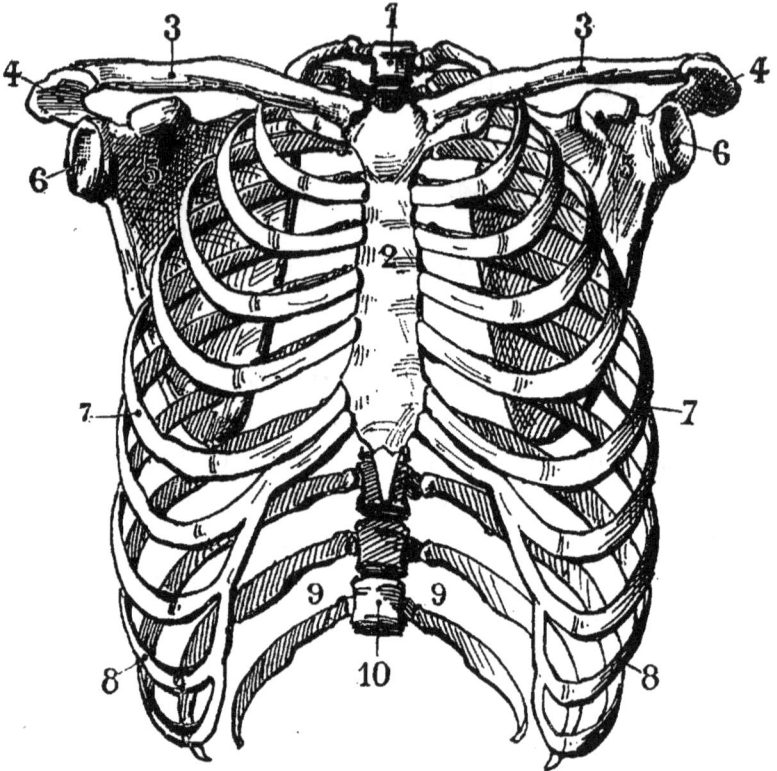

Fig. 20.

1. La première vertèbre, à laquelle s'attache la première côte.
2. Le sternum.
3. Les clavicules.
4. L'acromion, ou partie de l'omoplate qui supporte l'extrémité de la clavicule.
5. Face interne de l'omoplate placée derrière les côtes.
6. La cavité où s'emboîte l'os du bras (humérus).
7. Les sept vraies côtes (sternales) ou côtes complètes, occupant le haut du thorax et adhérant au sternum par un cartilage propre.
8. Les trois fausses côtes (asternales) ou côtes plus basses et ne tenant au sternum que par un cartilage commun.
9. Les deux côtes flottantes, ne tenant plus au sternum.
10. La dernière vertèbre dorsale à laquelle adhère la dernière côte flottante.

COMPLÉMENT D'EXPLICATION DE LA FIG. 20.

N° 1. La première vertèbre dorsale, celle à laquelle la première côte est attachée (voir à la *Colonne vertébrale*, fig. 19).

N° 2. LE STERNUM (nom qui vient du mot grec *sternon*, qui veut dire *poitrine*). — Os antérieur du corps, placé au milieu du thorax. Cet os est vertical, unique, comme tout ce qui est sur la médiane. Le sternum sert à soutenir les côtes, dans la protection qu'elles donnent aux organes respiratoires.

Le sternum n'est visible au dehors que sur les personnes absolument maigres.

N° 3. LES CLAVICULES (*clavicula*, latin, diminutif de clavis, *clef*). — Les clavicules sont deux os longs, placés horizontalement à la partie supérieure de la poitrine, et servant d'arcs-boutants aux épaules pour le fonctionnement du bras. Elles sont fixées au sternum et aux omoplates. Le creux formé à leur rencontre, au bas du cou, est très connu des artistes et intéressant à observer, car c'est à l'aide de cette cavité médiane, fixe et indépendante des mouvements de la tête, qu'on établit l'aplomb d'une figure, qu'elle porte sur deux jambes ou sur une seule ; si l'individu debout porte sur les deux jambes, la verticale descend regagner les deux malléoles qui se touchent ; s'il ne porte que sur une jambe, on ne compte qu'avec la malléole de la jambe qui porte.

Les clavicules sont comprises dans les os apparents au dehors, même dans les belles formes, les masculines surtout. Chez les personnes d'une maigreur extrême, elles

4

laissent voir au-dessus, des cavités que l'on nomme *salières*, et qui font souvent le désespoir de nos femmes.

N° 4. L'acromion, partie de l'omoplate qui supporte l'extrémité de la clavicule (voir à l'*Omoplate*, fig. 22).

N° 5. Vue interne de l'omoplate derrière les côtes (voir l'explication à l'*Omoplate*, p. 53, fig. 22).

N° 6. La cavité où s'emboîte l'os du bras (voir la planche).

N° 7-8-9. LES CÔTES (*costa* en latin). Nom donné à vingt-quatre os tournés en cercle, constituant tout *le thorax*, sorte de cage servant à soutenir, envelopper et protéger les organes essentiels logés dans la poitrine. Ces côtes, douze de chaque côté, sont attachées par derrière à la colonne vertébrale, par devant au sternum. On les divise en *vraies côtes* ou côtes sternales, au nombre de SEPT; et en *fausses côtes* ou côtes asternales, au nombre de CINQ, dont trois ne se relient au sternum que d'une manière imparfaite à l'aide d'un fort cartilage; et deux, la onzième et la douzième, restent flottantes, c'est-à-dire qu'elles ne tiennent que par le dos (voir à la fig. 21).

Les fausses côtes et les côtes flottantes sont donc plus mobiles et plus élastiques que les autres; c'est ce qui permet aux peuples habillés l'attache de la ceinture, l'emploi du corset et l'abus exagéré que font nos femmes de se serser *la taille*, si nuisible aux organes qui sont dessous, si préjudiciable à leur santé. Du reste on en a la preuve en mettant le doigt au bas du sternum; mettez la main aussi au bas des côtes et en pressant vous les sentirez fléchir.

Quant au cartilage, il est intéressant à observer dans la statuaire antique, où il se montre plus accusé que sur l'homme vivant de nos jours (voir à l'article *Cartilage*, page 76) et souvent aussi avec une forme incorrecte.

Sur le vivant, c'est sous le sternum et les côtes que se

trouve placée la poche de l'estomac qui reçoit les aliments, et que commence l'abdomen, cet abdomen, libre de
toute entrave, qui se développe si affreusement, si abusivement chez certains individus.

N° 10. La dernière vertèbre dorsale, à laquelle est attachée la dernière côte (voir à la *Colonne vertébrale*, fig. 19).

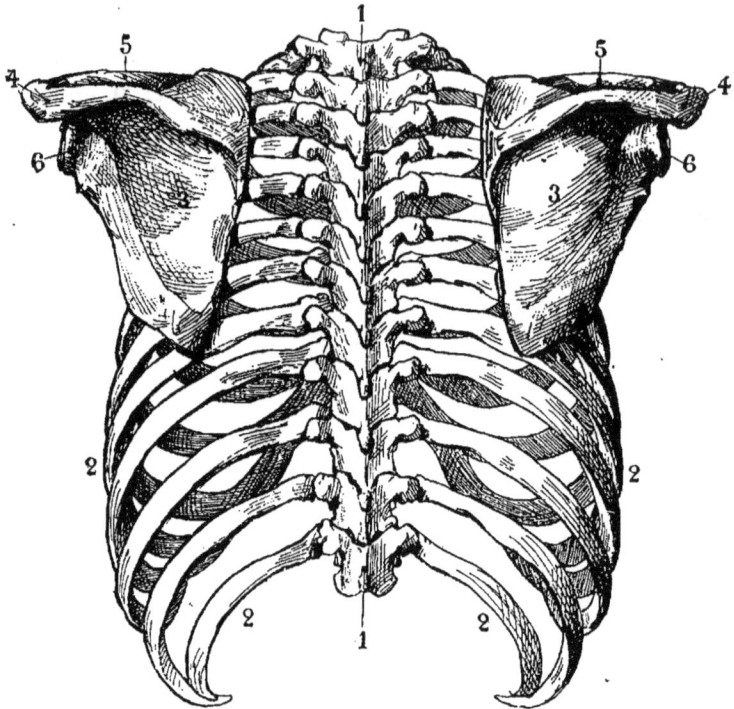

Fig. 21.

1. Les douze vertèbres dorsales.	4. L'apophyse de l'omoplate, ou
2. Les douze côtes attachées aux	acromion.
douze vertèbres.	5. Partie de la clavicule.
3. Les deux omoplates.	6. La cavité de l'omoplate qui reçoit
	l'humérus.

Rien de plus à dire que sur le thorax vu par devant, si ce n'est qu'ici, à la place du sternum, nous avons la colonne vertébrale et les vingt-quatre côtes plus solidement attachées; ce qui montre que la protection des organes est encore plus complète de ce côté (et ici ce sont plus encore les poumons qui sont en cause), on y voit en entier les omoplates, ces deux plaques osseuses qui font mouvoir l'épaule et dont nous allons parler.

N°s 1, 2, 3, 4, 5, 6. Voir plus haut l'explication qui en est donnée.

L'OMOPLATE.

L'OMOPLATE (de omos, *épaule*, et de platè, *surface plate*, grec). — On nomme aussi parfois cet os *scapulum*, du nom latin. C'est l'os que, chez les animaux, on désigne sous le nom de *palette*. Cet os est large, mince, triangulaire, situé à la partie dorsale du thorax. On remarque à la partie haute de cet os une forte saillie ou apophyse qu'on nomme *acromion* (acros, *sommet*, et omos, *épaule*, grec) qui s'unit à la clavicule. Un peu au-dessous, dans le corps même de l'omoplate, se trouve une cavité ronde dite *cavité glénoïde* ou cavité articulaire, dans laquelle vient se loger la tête ronde de l'humérus (os du bras), ce qui permet au bras d'accomplir tous ses mouvements.

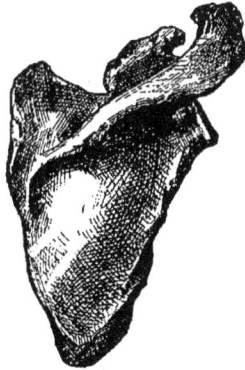

Fig. 22.

L'omoplate se voit au dehors sur le vivant, surtout chez les personnes maigres. Chez ceux qui sont robustes on la découvre également et on la voit très bien ou s'élever ou s'abaisser dans les mouvements que fait le bras.

LE BASSIN

(VU DE FACE)

(Du bas latin *baccinum*, dont le mot du latin pur est *pelvis*, dont on a fait l'adjectif *pelvien*, région pelvienne, cavité pelvienne, etc.).

Le bassin est la grande cavité osseuse en forme de cuvette, qui occupe la base du tronc et supporte toute la masse des intestins. Le bord de cette cuvette forme les hanches. Le bassin est composé en principal de deux énormes os, les plus forts et les plus compliqués de tout le squelette. Cet os on le nomme *quasi* chez les animaux. La fin de la colonne vertébrale en termine la partie centrale.

LE BASSIN (*face antérieure*).

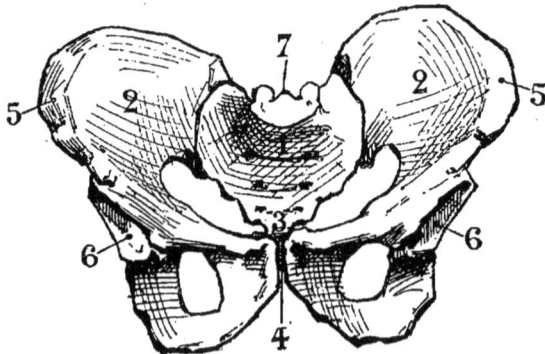

Fig. 23.

1. Le sacrum.
2. Le grand os illiaque ou coxal.
3. Le coccyx caché.
4. La symphyse du pubis ou point de rencontre des deux os iliaques.
5. La crête iliaque formant les hanches.
6. La cavité articulaire du fémur.
7. La fin des vertèbres lombaires.

LE SACRUM (face postérieure) -

LE SACRUM (formé de *sacer*, qui veut dire *sacré*, en latin), os sacré. — Cet os est symétrique, de forme triangulaire, concave par dedans, convexe par derrière. Il est placé sur la médiane et continue la colonne vertébrale dont il représente en quelque sorte *cinq vertèbres* soudées et déformées. On lui voit de chaque côté quatre trous qui donnent le passage aux forts cordons nerveux qui répandent la vie et le mouvement dans les membres inférieurs.

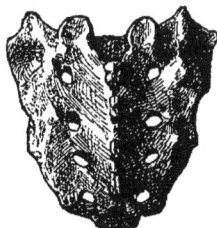

Fig. 24.

Le sacrum occupe le fond du bassin, et ses aspérités, si on ne les voit pas, on les sent au bas des lombes au toucher. Enfin il se termine par *le coccyx*.

L'OS ILIAQUE (vu de profil)

LE GRAND OS ILIAQUE OU COXAL (*iliacus*, latin, de *ilia*, les flancs. Et coxal, de *coxa*, qui veut dire en latin *les hanches*). On a aussi appelé cet os important *os des îles* et *os innominé*.

L'os iliaque est un os double comme tous ceux qui ne sont pas sur la médiane ; il est de forme et de plans très irréguliers. Les deux os réunis forment presque à eux seuls la totalité du bassin et supportent les flancs, de là son nom. Par derrière ces deux os s'unissent au sacrum ; par devant ils se joignent pour constituer la partie qu'on nomme *le pubis*, à la base du tronc. Entre ces deux os et l'os sacrum placé en arrière se trouve une vaste ouverture ovale qui donne le passage à l'enfant pendant l'accouchement.

Plus bas et plus en avant sont encore deux trous qu'on nomme *trous sous-pubiens*. C'est par là que s'échappe parfois une portion de l'intestin qui a nom *hernie*. Sur les côtés se trouve une cavité parfaitement ronde qui reçoit la tête de l'os de la cuisse, comme celle de l'omoplate reçoit celui du bras, et c'est par là, et par là seulement que tout le poids du corps est supporté par les jambes.

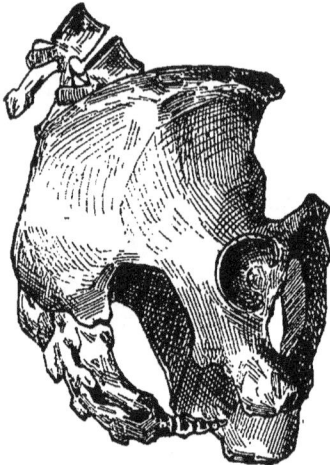

Fig. 25.

Pour les arts, il n'y a de visible extérieurement que le bord de l'os iliaque appelé crête et qui sert à former les *hanches*.

LE COCCYX.

OU VUE DE FACE ET DE PROFIL DES QUATRE PETITS OS TERMINANT LA COLONNE VERTÉBRALE HUMAINE, ET MONTRANT DANS SA PARTIE RENTRANTE, CE QUI SERT A FORMER LA QUEUE CHEZ LES ANIMAUX.

LE COCCYX (de kokkus, mot qui signifie *coucou*, parce qu'on a cru trouver de la ressemblance entre la forme de cet os et le bec d'un coucou).

Ce petit os est situé à la fin de l'os sacré et termine chez l'Homme la colonne vertébrale ; il est composé de quatre

à cinq pièces simulant de petites vertèbres qu'il semble
encore continuer; il finit en pointe, en forme de *cul-de-
lampe*. Comme on le voit sur la figure 25, cet os est courbé
et tout à fait rentré sous le corps.

Le coccyx a cela de curieux à observer,
c'est que la partie des vertèbres qu'il termine est justement celle qui se prolonge
chez tous les animaux, et produit la
queue. En cela l'Homme semble donc

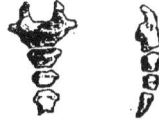

Fig. 26.   Fig. 27.

inférieur à l'animal, puisqu'il n'a qu'un prolongement
caudal tronqué et caché. Mais qui pourrait s'en plaindre ?
Le Créateur, toujours habile artiste, a voulu nous supprimer un pareil ornement, ce qui nous permet de nous
asseoir. Autrement !...

Remarque ethnologique.

On a bien parlé de certains peuples, les *Niam-Niam* et
autres, chez lesquels une queue existerait. Prenez cela
pour pur mensonge. On n'en a jamais montré les dessins.
A cela que répondent les voyageurs loustics qui propagent
ces faits, c'est que ces peuples se cachent, qu'ils ont honte,
qu'ils ne se laissent pas visiter, etc... Autant de fables ! Il
a pu se présenter quelques cas où le coccyx ressort et laisse
apparaître quelque chose simulant une petite queue, mais ce
serait chose tout à fait accidentelle et ne conduisant à rien.

Quant à la queue des faunes et des satyres que présente
l'art antique, c'est pure fantaisie. N'y voyez rien d'accep-
table pour la science. La soi-disant queue est dans les
reins, à une place impossible en anatomie; ce ne peut
donc être qu'un amas de poils.

N⁰ˢ 4, 5, 6 et 7 (voir la figure du bassin et son explication).

QUELQUES REMARQUES SUR L'OSTÉOLOGIE
DE LA TÊTE ET DU TRONC

En reprenant l'ossature humaine dans son ensemble,
on est frappé du vide qui existe sur le tronc entre le
thorax et le bassin, où ce sont les vertèbres lombaires qui
seules supportent tout le poids de l'édifice et qui résistent
à toute cause de rupture en cet endroit.

Un autre fait à signaler est celui-ci : les trois parties les
plus nécessaires à la vie de notre Être ; le cerveau, la poitrine et le ventre, sont protégés assez diversement par les
os pour qu'on en fasse la remarque.

Ainsi *le cerveau*, siège central de l'Être et pour qui tout
a été construit, puisque c'est par lui que l'Homme est un
homme, le cerveau est enfermé dans une boîte osseuse
que rien ne peut ouvrir ni pénétrer.

La poitrine, siège de la vie aérienne ou respiratoire, vie
qui pourtant ne connaît point de suspension ni d'interrup-
tion, la poitrine n'est déjà plus protégée que par une cage
à claire-voie : les côtes.

Et *l'abdomen*, autre siège également important, où fonctionnent les organes de la vie matérielle des liquides et
des solides, n'est plus protégé du tout par les os, et livré
sans autre défense que celle des chairs, à toutes les causes
de destruction ou d'accidents. Et cela chez l'Homme principalement, car chez le quadrupède, placées sous le corps
ces parties sont mieux défendues.

Nous limitons là nos observations, on en conclura
comme on voudra.

LES MEMBRES SUPÉRIEURS

BRAS, AVANT-BRAS, CARPE, MÉTACARPE, DOIGTS

LE MEMBRE SUPÉRIEUR

Ce membre est l'instrument de travail mis à la disposition de l'Homme. Il se compose de *trois parties :* 1° LE BRAS ; 2° L'AVANT-BRAS ; 3° LA MAIN.

Divers anatomistes aujourd'hui lui donnent le nom de *membre thoracique,* parce qu'en effet il est intimement attaché au thorax.

Ce membre se divise anatomiquement en CINQ PARTIES, qui sont : 1° *le bras ;* 2° *l'avant-bras;* 3° *le carpe ;* 4° *le métacarpe ;* 5° *les doigts.*

Le bras ne présente qu'*un seul os,* l'humérus.

L'avant-bras en donne *deux, le cubitus* et *le radius.*

Les trois autres parties n'offrent à l'étude que des osselets.

Nous présentons ce membre par sa face antérieure.

Nous y joignons l'omoplate déjà décrite parce qu'il importe de la rattacher à l'épaule, puisque dans NOTRE PROTOTYPE il est démontré qu'il faut aller jusqu'à la colonne vertébrale sur la médiane, pour trouver les rapports naturels des proportions de ce membre.

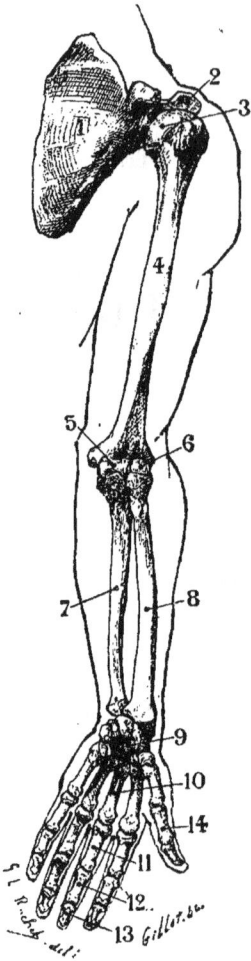

Fig. 28.

BRAS GAUCHE VU DE FACE.

Bras.

1. L'omoplate.
2. La pointe de l'acromion.
3. La tête ronde et polie de l'humérus qui tourne dans la cavité de l'omoplate.
4. Le corps de l'humérus (voir la description).
5. La partie large de l'humérus sur laquelle glissent les os pour plier le bras.
6. La partie ronde du même os pour faire tourner le radius.

Avant-bras.

7. Le corps du cubitus (voir la description).
8. Le corps du radius (voir la description).

Main.

9. Les os du carpe.
10. Les os du métacarpe.
11. Les premières phalanges.
12. Les deuxièmes phalanges.
13. Les troisièmes phalanges.
14. Les deux phalanges du pouce.

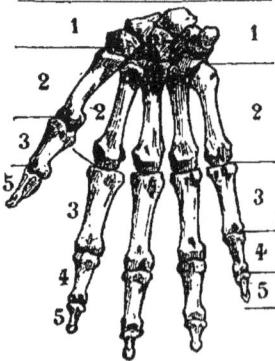

Fig. 29.

LA MAIN OBSERVÉE SÉPARÉMENT.

Vue de l'intérieur.

1. Les os du carpe ou du poignet.
2. Les os du métacarpe.
3. Les os de la première phalange.
4. Les os de la deuxième phalange ou phalangine.
5. Les os de la troisième phalange ou phalangette.

EXPLICATION DES OS DU MEMBRE SUPÉRIEUR
FIGURE 28.

N°s 1, 2, 3, voir à la figure.

L'HUMÉRUS.

N° 4. L'HUMÉRUS. — Mot latin conservé en français, pour désigner l'os unique du bras. On trouve à sa partie haute une tête arrondie qui s'emboîte dans la cavité glénoïde de l'omoplate (de glènè, *cavité articulaire*, et de éïdos, *forme*, grec). Cette articulation forme l'épaule et sert à procurer au membre tous ses mouvements. Le renflement qu'on trouve à la partie inférieure avec poulie au milieu sert à l'attache des deux os de l'avant-bras. Cette articulation constitue ce qu'on nomme *le coude*.

Tout artiste qui sait comparer verra la ressemblance qu'il y a entre cet os et *le fémur* ou os de la cuisse.

N°s 5, 6, voir à la figure.

LE CUBITUS.

N° 7. LE CUBITUS. — Mot latin qui veut dire *coude*, est employé depuis Celse pour désigner l'os qui forme le coude. Le cubitus occupe la partie interne de l'avant-bras; ce qui caractérise *le coude* c'est un angle saillant formé à la partie haute de cet os et qu'on nomme olécrâne (de olénè, *coude*; et de karénon, *tête*, grec), ce qui veut dire tête de coude. Cette apophyse est très saillante quand le bras est fléchi. L'olécrâne se montre presque toujours sur le vivant, en saillie sur les gens maigres, en creux arrondi

chez les personnes grasses. A la partie basse, le cubitus
aide à constituer le carpe ou poignet.

LE RADIUS.

N° 8. LE RADIUS. — Deuxième os de l'avant-bras (du
mot latin qui veut dire *rayon*) nom qui lui vient de sa fonction. Cet os, à cause de cela, est très intéressant à connaître
et à comprendre, car il accomplit un des actes les plus
curieux du mécanisme humain; il tourne l'avant-bras et
nous permet de présenter indifféremment la main ou *sur
le dos* ou *sur la paume*. Nous conseillons à l'étudiant-artiste d'essayer sur lui-même ce mouvement, cela l'aidera
à comprendre l'action des muscles qui opèrent cette rotation.

Le radius comme le cubitus, part de l'humérus et vient
se fixer aux os du poignet. Le cubitus se présente plus
fort au coude, plus faible au poignet, le radius est tout
l'opposé.

N°ˢ 9, 10, 11, 12, 13, 14, voir à la figure et plus loin,
à la main, l'explication de ces dernières parties.

DERNIÈRE FRACTION DU MEMBRE SUPÉRIEUR

LA MAIN

La Main (*manus*, latin; *chéir*, grec) est un composé de
vingt-sept os qui sont tous des osselets. Elle se divise en
trois parties : 1° LE CARPE ; 2° LE MÉTACARPE ; 3° LES DOIGTS.

LE CARPE.

N° 1. Le carpe. — (*Carpus*, latin, de carpos, *poignet*, grec). Le carpe c'est le nom anatomique de poignet, il se compose de *huit* os très petits, placés sur deux rangées et très unis entre eux.

LE MÉTACARPE.

N° 2. Le métacarpe. — (De méta, *après;* et de carpos, *poignet*, grec) ce sont les os qui servent à constituer le corps même de la main, entre le poignet et les doigts et formant ce qu'on nomme, en dedans *la paume*, en dehors *le dos de la main*.

Les os du métacarpe sont au nombre de cinq comme les doigts qui en sont le prolongement; ostéologiquement on les prendrait pour de grandes phalanges, mais ils sont tous enveloppés de ligaments et de muscles qui en font un corps compact. On remarque déjà combien l'os qui sert à former le pouce est détaché et isolé des autres.

LES DOIGTS.

N°ˢ 3, 4, 5. Les doigts. — (Digitus, *doigt* au singulier, latin, daktylos, grec). Les doigts sont les cinq prolongements des os métacarpiens. Leurs noms sont connus; le premier se nomme *pouce* (mot qui vient de *pollex*, latin, qui veut dire *avoir beaucoup de force, de puissance*, digitus pollex) et en effet le pouce joue le rôle principal et prépondérant, étant libre et opposable aux autres doigts.

Le deuxième doigt a pour nom *index*, mot latin qui veut

dire *indicateur*, parce qu'en effet c'est avec ce doigt que l'on
montre quelque chose. — Le troisième est le doigt *médius*
(*medius digitus*) doigt du milieu; ce doigt tire sa valeur
qui est grande, de ce qu'il sert, dans les mensurations du
corps humain, à marquer la fin du bras et donne la mesure
de l'*homme carré* (voir à notre PROTOTYPE.)

Le quatrième est le doigt *annulaire* (de *annularis*, qui
vient d'*annulus*, anneau en latin) parce qu'on sait que chez
tous les peuples on y place des anneaux, ce doigt étant de
tous le moins employé.

Le cinquième est l'auriculaire (de *auricularis* qui vient
d'*auricula* oreille, latin) étant celui qu'on peut introduire
dans la conque de l'oreille; assez puérile signification
que l'usage remplace par celle plus correcte de *petit
doigt*.

Les doigts se divisent en phalanges, que l'on nomme, les
premières, *phalanges propres;* les secondes, *phalangines;* les
troisièmes, *phalangettes*. Le pouce n'a que deux phalanges,
la phalangine n'existe pas; cela porte le nombre des osselets des doigts à quatorze, et ceux de la main tout entière
à vingt-sept; c'est un de plus que le pied, qui n'en a que
vingt-six.

REMARQUES SUR LA MAIN

La main est l'instrument de l'Homme par excellence;
pour en comprendre toute l'importance, il faudrait se représenter un homme comme nous, à qui on aurait coupé
les deux mains; que pourrait faire un pareil malheureux?
La main sert à toute industrie humaine, à tout art, à tout
acte.

Dans les beaux-arts, la raproduction de la main prend

des tours et des formes excessivement variés ; c'est souvent
par le dessin des mains que l'on juge de l'exécution d'une
œuvre. Le célèbre Galien ne tarissait pas d'admiration
pour la main humaine qu'il regardait comme le chef-
d'œuvre de la création anatomique.

Et il a pu exister des barbares, dans la science de nos
jours, qui ont mis en parallèle la patte chéiromorphe (en
forme de main) du chimpanzé ou de l'orang avec la noble
main de l'Homme. Cette patte (car c'est une patte) dont
les quatre doigts marchent tout d'une pièce. Mettez donc
cette main stupide sur un piano et vous verrez ce qu'elle
donnera. C'est par trop vouloir élever en dignité un pareil
être. Et notez que nous ne disons rien, du tout petit singe
qui est charmant, parce qu'on sait le laisser à sa place et
qu'il y reste.

Mais vouloir élever jusqu'à l'Homme, l'Homme si sublime
quand il est beau, l'Homme établi d'après des lois si parfaites, et placer à côté de lui presque sur le même rang,
cet être informe, cette grossière ébauche des premiers
temps, cet être de rebut, cette esquisse manquée du Créateur, laissé par lui, et oublié sur quelque coin perdu de la
terre, où il a pu germer par erreur, et parvenir jusqu'à
nous pour disparaître au premier jour et ne jamais revenir,
c'est folie !

LES MEMBRES INFÉRIEURS

CUISSE, JAMBE, TARSE, MÉTATARSE, ORTEILS

LE MEMBRE INFÉRIEUR

Ce membre est le membre de support et de locomotion. Les jambes vont partout où l'Homme veut les mener. On nomme aussi ce membre *membre abdominal*, parce qu'il est intimement attaché à la partie basse du tronc.

Ce membre se divise en *trois parties* qui sont : 1° LA CUISSE ; 2° LA JAMBE ; 3° LE PIED.

La cuisse comme le bras n'a *qu'un os*.

La jambe comme l'avant-bras en a *deux*.

Le pied comme la main n'a que des osselets.

LES OS DU MEMBRE INFÉRIEUR

Fig. 30.

Cuisse.

1. Saillie ronde et polie qui s'emboîte dans la cavité de l'os iliaque.
2. Le col du fémur.
3. Le grand trochanter.
4. Le petit trochanter.
5. Le corps du fémur, grand os unique de la cuisse.
6. Les deux saillies ou tubérosités du fémur, servant à former la partie haute du genou.
7. La rotule, os libre, centre du genou.

Jambe.

8. Les deux saillies, ou tubérosités du tibia servant à former la partie basse du genou.
9. Le corps du tibia.
10. Le péroné, second os de la jambe adhérant au tibia.
11. Base du tibia supportant la jambe et formant la malléole interne.
12. La malléole externe, faite de la base du péroné.
13. L'astragale, os du tarse où repose le tibia.
14. Les autres os du tarse.
15. Les os du métatarse.
16. Les orteils.

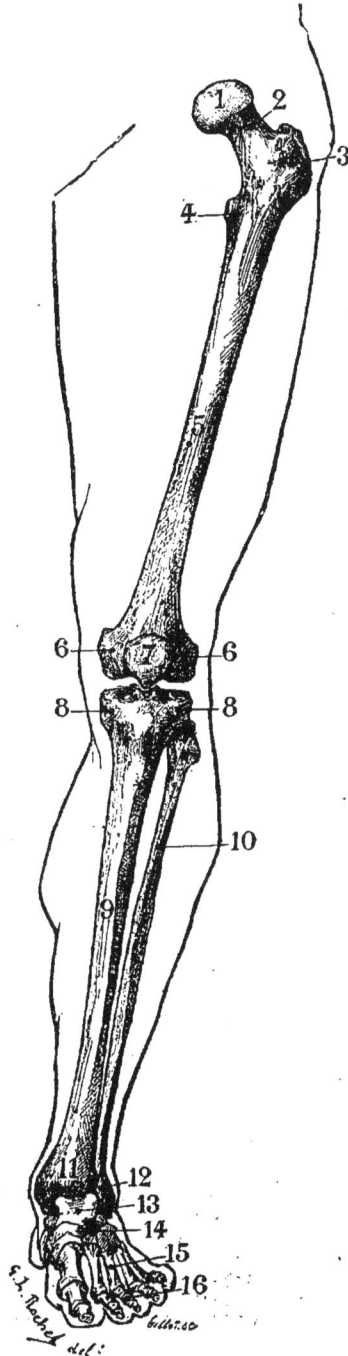

EXPLICATION DES OS DU MEMBRE INFÉRIEUR

FIGURE 30.

LE FÉMUR.

N° 5. LE FÉMUR ou os de la cuisse (*fémur*, mot latin conservé en français). — Cet os est unique pour la cuisse ; il est long et le plus long des os du corps humain. Il est droit, mais non réellement, car aucun os n'est réellement droit dans la nature. L'extrémité supérieure de cet os présente une grosse éminence arrondie tournée en dedans que l'on appelle *tête* et qui s'emboîte dans la cavité de l'os iliaque, à la base du bassin. On nomme cette articulation *coxo-fémorale ;* elle est d'une importance considérable, car c'est par elle que la jambe entière se trouve rattachée au tronc.

De là l'os forme un coude qu'on nomme *col du fémur*, après lequel se présentent deux aspérités ou apophyses appelées l'une le *grand trochanter*, l'autre le *petit trochanter* (du verbe grec *trokchaô*, qui veut dire *tourner*), parce que, à ces deux tubérosités, s'attachent les muscles qui font tourner la cuisse. Le petit trochanter qui est en dedans ne se voit pas sur le vivant, mais le grand trochanter présente une valeur très importante pour l'art; il se montre au dehors, et de plus, c'est par lui que se produit *le hanchement* chez l'homme qui porte sur une seule jambe, et les mouvements si merveilleusement gracieux des femmes des contrées orientales pendant leur danse.

La partie basse de cet os, n° 6 (Voir à la figure), présente deux renflements ou tubérosités, l'une *interne*, l'autre *externe*. Ces deux saillies osseuses sont visibles au dehors ; ce sont elles qui servent à constituer *le genou*, lequel, comme on le sait, est composé de cinq têtes d'os ; les deux du haut appartiennent au fémur, celle du milieu, c'est *la rotule*, et les deux du bas sont produites par l'os de la jambe appelé *tibia* dont il va être parlé.

LA ROTULE.

N° 7. La ROTULE, os libre (du latin *rotula*, diminutif de *rota*, *roue*). — Petit os plat et rond, occupant le centre du genou. C'est un petit os libre, indépendant sur le squelette, puisqu'il ne tient à aucun autre os et n'est lié aux autres, dans la nature vivante, que par des cartilages. Il n'y a que deux os dans ce cas, lui et l'os hyoïde du devant du cou (Voir à la figure). La rotule est l'os central de l'articulation du genou, il est toujours visible dans la nature. Son importance pour l'art est donc incontestable.

N° 8. — Voir à la figure 30.

LE TIBIA.

N° 9. Le TIBIA (du mot latin qui veut dire *flûte*, à cause de la ressemblance de l'os avec cet instrument).

Le tibia est l'os principal des deux os de la jambe, dont il occupe toute la longueur. Il est de forme prismatique et triangulaire et se montre extérieurement un peu en dedans de la jambe. A sa partie supérieure se trouvent deux éminences ou tubérosités qui servent avec les deux saillies correspondantes du fémur, et la rotule qui en occupe le milieu, à constituer le genou. Ce sont là les cinq têtes d'os que l'on remarque très bien sur tout genou bien constitué.

Sur le côté, un peu en arrière, se trouve l'attache du *péroné*, deuxième os de la jambe.

A son extrémité inférieure, sur le pied, le tibia présente un fort renflement qui vient reposer sur l'os carré du tarse appelé astragale (voir). Cette saillie déborde en dedans; c'est ce qu'on nomme *la malléole interne* (cheville, langage vulgaire). Cette tête d'os est tout à fait visible au dehors ; on peut même dire que c'est la saillie osseuse la plus apparente de toute la charpente humaine.

Cette malléole interne joue un rôle très important pour l'aplomb d'une figure, soit que les deux jambes soient rapprochées, soit que l'individu ne porte que sur une seule jambe, et dans ce cas on prend la ligne d'aplomb, du creux d'entre ces clavicules et de cette même malléole.

Quant au corps de l'os, il est si près de la peau, sur le devant, que chacun sait combien on souffre quand on se heurte à un corps dur en cet endroit.

LE PÉRONÉ.

Nº 10. LE PÉRONÉ (du mot péronè, qui signifie *agrafe*, grec). — On l'a nommé aussi *fibula, cruris radius*, ou radius de la jambe, et *sura*, os du mollet, mais le nom de *péroné* est consacré. C'est le deuxième os de la jambe, os aussi long que le tibia, mais infiniment plus grêle. Son attache par en haut a lieu sur le côté en dehors, un peu au-dessous du genou, et cette attache, qui se sent au toucher, est à peine visible au dehors.

Par en bas il forme, par une saillie analogue à celle du tibia, *la malléole externe*, plus petite et plus basse que celle interne. Il repose également sur l'astragale.

Nºˢ 11, 12, 13, 14, 15, 16. — Voir à la figure 33.

JAMBE DROITE, FACE POSTÉRIEURE

LE FÉMUR.

LE TIBIA ET LE PÉRONÉ.

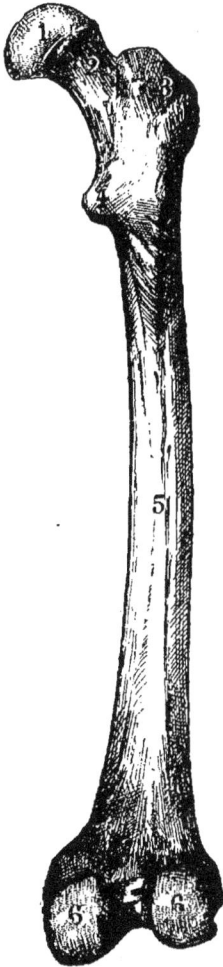

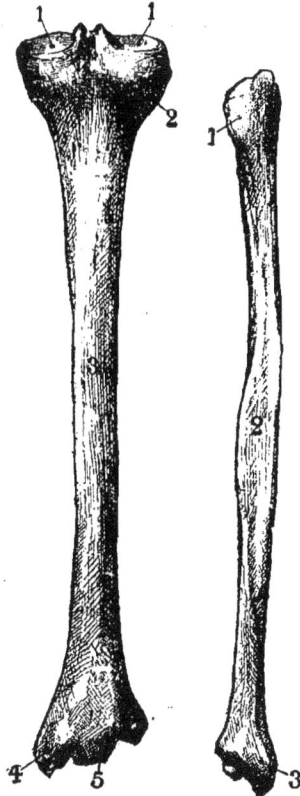

Fig. 32.   Fig. 33.

Tibia.

1. Les deux cavités de l'articulation interne du genou.
2. Le point d'attache du péroné.
3. Le corps de l'os.
4. La fin du tibia donnant la malléole interne.
5. La partie de l'os qui repose sur l'astragale.

Péroné.

1. Le point d'attache du péroné au tibia.
2. Le corps de l'os.
3. La fin du péroné donnant la malléole externe.

Fig. 31.

1. La tête ou poulie ronde et polie s'emboîtant dans la cavité de l'os iliaque.
2. Le col supérieur.
3. Le grand trochanter.
4. Le petit trochanter.
5. Le corps de l'os.
6. Les deux poulies s'articulant avec le tibia pour faire plier le genou.

LES OS DU PIED

VUS DE FACE ET DE PROFIL, COTÉ DU PETIT DOIGT

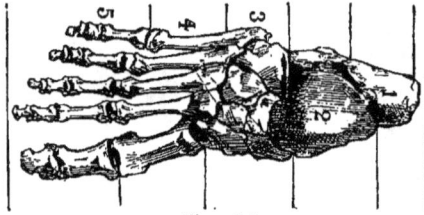

Fig. 34.

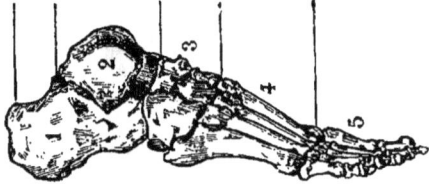

Fig. 35.

1. Le calcanéum ou os du talon.
2. L'astragale qui supporte la jambe.
3. Les autres os du tarse formant le cou-de-pied.
4. Les os du métatarse continuant le cou-de-pied.
5. Les orteils.

Comme à la main, le pouce n'a que deux os.

LE PIED

LE PIED (*pes, pedis*, latin ; *pous*, grec). — Partie terminale de l'Homme, instrument de locomotion. Le pied est composé de vingt-six os ou osselets ; c'est un de moins que la main.

Le pied comme la main se divise en trois parties qui sont :

Le tarse qui répond au *carpe.*

Le métatarse qui répond au *métacarpe.*

Les orteils qui répondent aux doigts de la main.

LE TARSE.

Le tarse (*tarsus*, latin, de *tarsos*, grec, qui veut dire *pièces rangées en ordre*). — *Le tarse* est la partie postérieure du pied. Elle est composée de sept os enclavés les uns dans les autres ; une rangée dite *jambière*, c'est celle qui est directement sous la jambe ; l'autre dite *métatarsienne* est celle qui est en avant. Deux seuls os sont utiles à connaître : le *calcanéum* et l'*astragale*.

LE CALCANÉUM.

N° 1. Le calcanéum (*calcaneus*, latin ; de *calx*, talon, grec), *os du talon*. — L'un des sept os du tarse, le plus gros, le plus visible extérieurement. Il forme à lui seul tout le talon, et par conséquent se trouve en arrière de tous les autres. C'est à cet os que s'attache le fameux *tendon d'Achille*, qui aide si puissamment l'Homme à se tenir debout ; il est intimement uni à l'astragale.

L'ASTRAGALE.

N° 2. L'astragale (d'*astragalos*, mot qui signifie *dé à jouer*, parce que la forme de cet os est un peu carrée). — Cet os du tarse est celui sur lequel repose directement le tibia, c'est donc lui qui porte la jambe, et par là supporte tout le poids de l'Être humain. Ce qu'on en voit sur le devant forme avec les petits os du tarse la partie haute du *cou-de-pied*.

N° 3. — Voir aux figures 34 et 35, n° 2.

LE MÉTATARSE.

N° 4. — LE MÉTATARSE (de méta, *après*, et de tarsos, *tarse*, grec). — La partie du pied située entre le tarse et les orteils. Elle est composée de cinq os parallèles qui forment le dessus du pied et qu'on prendrait pour des doigts sur le squelette, mais les nombreux ligaments et muscles qui les enveloppent en font une masse compacte dans la nature. Rien de particulier pour les arts.

LES ORTEILS.

N° 5. LES ORTEILS, ou doigs des pieds (mot qui vient du latin barbare *ortillus*, altération d'*orticulus*, articulation).

Les os des orteils sont au nombre de quatorze, comme les doigts de la main, dont trois à chaque doigt, deux au gros orteil. Ces os ou osselets se divisent en trois sortes de phalanges (de *phalanx*, grec), les premières sont *les phalanges propres*; les deuxièmes les *phalangines*; les troisièmes les *phalangettes*. Cette dernière est celle qui porte l'ongle. Le gros orteil, comme le pouce de la main, n'a que deux phalanges, il n'a pas de phalangine.

Remarque. — Sur le vivant, chez nous et dans toutes les régions froides, où l'on porte des chaussures, le gros orteil est presque toujours déformé. Au lieu d'être libre et isolé des quatre autres doigts, comme cela a lieu chez tous les peuples qui marchent les pieds nus, il est repoussé vers les autres orteils. Le petit orteil a souvent aussi à souffrir de la chaussure.

Réflexions anthropologiques.

En résumé, la fonction du pied est de porter à plat sur le sol et d'obliger l'Être humain à se tenir debout; de là le nom de *bipède* qui lui est donné (bis, *deux fois*, pes pedis, *pied*), par opposition aux quadrupèdes (de quatuor, *quatre*, et de pes pedis, *pied*, latin) qui portent sur quatre jambes.

On donne aussi, par contre, à l'Homme le nom de *bimane* (de bis, *deux*, et de manus, *main*). Les barbares de la science, les contempteurs de l'Homme et certains zoologistes maniaques semblent préférer cette dénomination, et par contre, ils qualifient le singe du titre de *quadrumane*, sans doute pour placer notre Être dans une sorte de condition d'infériorité vis-à-vis de cette bête, comptant par là rabaisser l'orgueil des hommes (comme si c'était chose possible) et réagir contre leur sottise. Mais ce pied humain qui ne jouit pas de l'honneur d'être appelé *une main* est justement ce qui fait une grande partie de la suprématie de l'Homme. Cet instrument soumis et docile est ce qui lui donne cette belle station verticale qui prime toute autre chose et nous fait tenir debout la tête haute et fière !

Voilà ce que tout naturaliste humain, tout anthropologiste vraiment digne de ce nom, devrait dire, plutôt que de donner à la patte de derrière du gorille, en forme de main il est vrai, une signification qu'elle n'a pas, cette main qui ne sert que de crochet pour accrocher à l'arbre, ces animaux ignobles, et les tenir constamment voûtés la tête basse, et quelle tête ! (1)

_____

(1) J'ai suivi pendant une année le cours de Broca, sur l'anatomie comparée de l'Homme et du gorille, cours qui restera le meilleur travail du maître, et malgré tous les efforts qu'il a faits pour faire ressortir les ressemblances entre l'anatomie des deux êtres, la somme des différences n'en

Ah ! les exagérations commises au nom de la science ou d'une science mal interprétée, sont des choses souverainement blâmables et qu'on ne flétrira jamais assez, nous l'avons dit bien des fois. Autrefois l'humanité était menée par des imposteurs qui conduisaient et corrompaient tout, au nom de Dieu, il ne faut pas maintenant que d'autres coupables viennent tout avilir parmi les hommes, au nom d'une prétendue science qui serait le mensonge retourné de l'autre côté.

COMPLÉMENT DES ÉTUDES DES OS

LES CARTILAGES (*Cartilago*, latin).

Les os sont une matière calcaire, une sorte de pierre en grande partie formée de phosphore et de chaux, puis de gélatine. Ils ont tous commencé par être des cartilages, c'est-à-dire de la matière gélatineuse dure et solide, néanmoins quelque peu flexible, assez blanche, assez jaunâtre.

Chez l'adulte, tout a été durcifié, ossifié en un mot; mais un certain nombre des parties composant la charpente humaine, sont restées à l'état de cartilage, ne pouvant pas ou ne devant pas devenir des os, à cause du rôle qu'elles sont appelées à jouer.

Le plus bel exemple qu'on puisse citer pour l'art, c'est celui *des côtes* et plus encore des *fausses côtes* (1). Chaque

---

est pas moins énorme. D'ailleurs il ne suffit pas d'avoir les mêmes membres ou une grande portion des mêmes muscles, il en faut les mêmes facultés dirigeantes, la même puissance nerveuse et cette puissance n'existe pas dans des cerveaux qui donnent des effets si différents.

(1) Certains anatomistes commettent je pense, l'erreur de croire que c'est la seule existence du cartilage des fausses côtes qui sur tous les beaux antiques produit cette saillie en arc qui se voit au-dessous des pectoraux. Je

côte solidement attachée à la colonne vertébrale vient s'u-
nir en devant au sternum par un cartilage, ce qui la rend
flexible. C'est ainsi que se comportent les *sept vraies côtes :*
sur les cinq autres côtes, trois sont liées entre elles par un
même cartilage, ce qui les rend plus flexibles encore, ce
sont les *huitième, neuvième* et *dixième.* Quant aux deux
dernières, les *onzième* et *douzième,* nous l'avons dit, elles
sont libres d'attache par devant et *flottantes,* comme on les
appelle. C'est ce qui rend possible un corsage chez nos
femmes et une ceinture serrée à la *taille* (ce dont elles
ne manquent pas d'abuser), autrement les côtes se brise-
raient.

La pointe du sternum, qui se montre aussi assez souvent
chez les hommes maigres, est également un cartilage. On
le nomme appendice xiphoïde (de xiphos, *épée,* grec), à
cause de sa forme.

Nombre d'autres parties sont faites de cartilages, le
pharynx, ainsi que le larynx, la trachée-artère et d'autres
parties de l'appareil circulatoire, mais nous n'avons pas à
nous en occuper.

Dans les parties visibles il faut compter une portion du
nez. La racine du nez est en os, mais l'extrémité, la
pointe, est cartilagineuse, de même que les deux ailes et
la cloison intérieure. L'oreille est également une partie
fibro-cartilagineuse, de là son peu de sensibilité.

Il est encore d'autres parties cartilagineuses, mais nous

ne le crois pas; cette saillie doit provenir de la première section du muscle
droit abdominal; (voir à ce muscle). Dans la nature on ne voit ce cartilage
saillant que sur les hommes d'une grande maigreur, et souvent chez nos
modèles vivants dont les formes laissent tant à désirer, aussi comme cela
démontre un appauvrissement du muscle de l'abdomen, la forme est différente de celle des belles statues des athlètes de l'antiquité.

Gerdy n'approuve pas cette forme en arc donnée par les anciens à ce
qu'il croit être le bord du cartilage sous pectoral : tout en l'admirant il le
trouve contraire à la vérité. Il doit s'être trompé dans son appréciation.

passons ; ces exemples suffisent pour faire comprendre ce qu'est le cartilage à côté de l'os comme auxiliaire et comme intermédiaire entre les os et la chair.

DES ARTICULATIONS

(d'articulatus, *jointure*, latin).

Une articulation est un assemblage et un mode d'union de deux ou plusieurs os. Les os sont des pièces dures sans souplesse ; isolés les uns des autres et le plus souvent placés bout à bout, il faut, pour les faire agir les uns sur les autres, les lier, les attacher. Voilà le rôle que jouent *les ligaments*, dont nous allons parler. Leur jonction, l'état de leur jointure et l'effet qui en résulte, voilà ce qu'est L'ARTICULATION.

Et pour le bien faire comprendre, nous allons en citer quelques exemples, les plus saisissables, les plus utiles à connaître.

La tête n'a pas d'articulation ou plutôt elle est toute articulée par l'effet des os qui, à la face comme au crâne, se tiennent tous et ne forment qu'un tout ; seule, la mâchoire inférieure s'en détache et fonctionne séparément.

Cette articulation, qui est libre et ligamenteuse, unit l'os maxillaire au-dessous du crâne par deux branches placées sous l'arc zygomatique (voir) entre le trou de l'oreille et l'os de la pommette.

La colonne vertébrale, d'un bout à l'autre, n'est qu'une *chaîne articulée*, puisque chaque vertèbre roule sur l'autre vertèbre, par dessus comme par dessous.

Mais la plus complexe et la plus importante des articulations est, sans contredit, celle de l'*épaule*, où l'on voit trois têtes d'os réunies ; d'abord la clavicule se terminant

par une sorte de spatule et venant s'unir à l'acromion.
L'acromion est une apophyse de l'omoplate occupant le
dessus de l'épaule. Puis la tête de l'humérus s'emboîtant
dans la cavité de même forme que présente l'omoplate,
ce qui permet au bras de pivoter et de se mouvoir dans
tous les sens.

Le coude présente aussi une articulation intéressante.
Elle se distingue par une poulie placée à la partie antérieure de l'humérus qui s'emboîte à l'os cubitus et sert à
faire plier le bras ; derrière, au cubitus, se trouve une saillie en buttoir, c'est la saillie qui forme la pointe du coude,
elle arrête l'action de cette poulie et empêche le bras de
faire plus que s'allonger. Cette saillie du coude se nomme
olécrâne (de olénè, *coude*, et de karénon, *tête*, grec), ce qui
veut dire *tête du coude*. Cette apophyse est bonne à connaître, parce qu'elle est toujours visible au dehors.

Le radius participe aussi à cette articulation pour son
action tournante.

La main, dans son ensemble, avec ses vingt-sept osselets, n'est qu'une suite non interrompue d'articulations les
plus riches et les plus variées. Nous n'en donnons aucun
dessin, le fonctionnement se trouvant visible sur le vivant.
Vous obtiendrez plus en agitant vos doigts et en remuant le
poignet, ou en observant ce qui se passe dans la main
gauche d'un homme jouant du violon. C'est tont simplement chose admirable !

Les hanches donnent aussi une merveilleuse articulation,
mais pour qu'elle soit complète il faut la prendre unie à
celle de la cuisse, et le fémur joint à l'os iliaque est ce qui
donne toute la désinvolture du hanchement.

Comme on l'a vu, le col du fémur porte une énorme tête
ronde, absolument semblable à celle de l'humérus, qui
s'emboîte dans la cavité de même forme de l'os du bassin.

Cette articulation, qu'on le retienne bien, est la plus importante de tout le corps humain, puisque c'est elle qui unit les membres inférieurs au torse et le tient suspendu au-dessus des cuisses.

La saillie du trochanter est celle qui se montre quand l'individu porte sur une seule jambe, et dans ce mouvement, toute la moitié du bassin se jette de côté.

Le genou est egalement une des belles articulations du mécanisme humain, dans laquelle on voit la rotule qui sert à joindre les deux grands os, fémur et tibia, fixes et immobiles, tout en permettant, ce qui est nécessaire, la flexion du genou.

Le pied est, comme la main, une suite non interrompue d'articulations, mais beaucoup moins complètes, et ce n'était pas si utile, le pied étant avant tout un organe destiné à la marche. Il peut néanmoins être utilisé autrement ; on peut voir ce que nous en disons aux muscles, à ce même article Pied. On comprendra les perfectionnements dont il est susceptible en diverses fonctions. Le pied de l'Homme est perfectible en présence de notre volonté. On n'a pas besoin d'être S. M. Gorille pour en faire un instrument de préhension.

DES LIGAMENTS

(de *ligamentum*, au singulier ; du verbe ligare, *lier*, *attacher*, lat.).

Il ne suffit pas de montrer les points de rencontre des os qui forment *jonction* ou *articulation*, il faut indiquer aussi comment tout cela tient et s'attache. Et c'est là la fonction des *ligaments*.

Les ligaments sont des faisceaux de tissus fibreux, d'un blanc de nacre, flexibles, inextensibles, difficiles à rompre, tantôt parallèles, tantôt croisés, qui enveloppent en tous sens les points de jonction des os, les lient solidement comme des bandelettes et les empêchent de varier, sans toutefois gêner les mouvements, et l'on sait ce que deviennent ces mouvements chez les hommes dans la colère ou les moments de danger.

Une remarque à faire pour les arts, c'est que ces attaches, très nombreuses et très fortes, ne gênent nullement les formes, et même qu'elles en présentent de fort belles, chez les animaux aussi bien que chez l'Homme, là où on les comprend sous la peau ; le genou, par exemple, si beau à modeler, si intéressant à dessiner, avec ses quatre têtes d'os et sa rotule au milieu, ce genou n'est absolument qu'un assemblage de ligaments.

Quand on observe ce merveilleux travail, non sur le cadavre qui détruit en nous tout sentiment vers le beau, mais la tête reposée, dans le calme de la méditation, en examinant les admirables reproductions qu'en ont faites nos artistes si modestes et si dévoués à la science, on est surpris autant qu'émerveillé de rencontrer tant de minuties sublimes dans l'œuvre de celui qui a bien voulu prendre la peine de nous créer ; c'est un travail tel, que ce que présente la toile de l'araignée, la ruche de l'abeille, le nid de la fourmi n'en donnerait qu'une faible idée.

Après le genou, le coude, l'épaule, les vertèbres, les parties les plus belles à observer sont les articulations du poignet, les attaches ligamenteuses de la main et du pied. Et après avoir étudié anatomiquement cette main de l'Homme dans ses os, ses jonctions, ses ligaments, aussi bien que ses tendons et ses muscles, observez-la vivante, voyez-la fonctionner chez l'homme touchant du piano, et si vous n'êtes pas frappé d'une vive admiration, quittez les arts, vous n'avez rien de ce qu'il faut pour constituer l'artiste.

Mais, d'un autre côté, si ces articulations et leurs attaches sont si bien établies, elles n'en sont pas moins exposées à la longue à se fatiguer, à se détériorer. C'est ce qui
a lieu chez le vieillard tout courbé qui ne peut plus redres-
ser ses reins. C'est aussi l'état du cheval fourbu, dont les
jarrets fléchissent, dont les paturons cèdent, dont les bou-
lets se gonflent : c'est la maladie qui vient, ce sont les organes qui cessent de fonctionner.

Et pourtant la nature, la grande et belle nature, a tout
prévu dans ces rouages, elle fait sécréter par les membranes elles-mêmes une huile, une graisse analogue à
celle qu'on emploie pour graisser nos machines, une substance blanchâtre appelée *synovie* (nom qui vient de sa ressemblance avec le blanc d'œuf); c'est cette graisse, cette
humeur huileuse qui entretient le jeu de ces rouages et
donne aux articulations la facilité des mouvements, la souplesse, l'élasticité, la légèreté qu'on observe dans toutes
les actions de notre corps.

DERNIÈRES REMARQUES SUR CE QU'ON VOIT DES OS
SUR L'HOMME VIVANT

Quand on observe la nature vivante, dans ses plus
beaux spécimens ou sur les antiques, on trouve très peu
de parties où les os sont visibles; l'auteur des choses a
tenu à les cacher. Voir apparaître les os sur le corps humain, est un signe de laideur, comme de mauvaise santé.

Sur la belle nature humaine, voici ce qu'on trouve de
visible en parties osseuses.

Le crâne, cela est absolu, sauf l'obstacle des cheveux
dont on peut se rendre maître.

Le front; le muscle qui s'y trouve ne fait pas obstacle, pour juger de la forme.

L'os du nez; si petit qu'il soit, il est toujours bien visible.

L'os de la pommette est parfois très visible, parfois noyé dans la graisse des joues, et la beauté des formes n'en est pas affectée.

L'os de la mâchoire inférieure, on en voit au moins le contour limitant le bas de la face.

L'os hyoïde se voit souvent sur un beau cou et se sent très bien au toucher.

Les clavicules; voilà des os qui se voient, et doivent se voir, ou au moins se sentir sur un beau torse, même de femme, car elles servent à dessiner et à limiter le tronc par en haut.

Le sternum et les côtes ne doivent pas se voir.

La colonne vertébrale, c'est à peine si on doit en sentir les aspérités.

L'omoplate se découvre quelque peu chez l'homme robuste et pendant le fonctionnement de l'épaule.

Le sacrum ne se voit pas plus que la colonne vertébrale.

Le coude; sa pointe olécranienne se voit et se sent, surtout quand le bras est fléchi; mais chez une personne grasse, la femme surtout, le bras étant pendant, cette saillie se présente en creux.

Les os du poignet se voient sur tout bras fort et vigoureux.

Le métacarpe; sur toute main forte et sèche les têtes d'os du métacarpe se voient sur le dos de la main; tandis que sur la main du tout jeune enfant et de la femme grasse, ces mêmes os se font comprendre par quatre creux ronds.

Les doigts, dans une belle main, doivent laisser comprendre les divisions osseuses des phalanges.

Les hanches se dessinent sans laisser voir l'os iliaque, mais on le sent toujours bien au toucher.

Le grand trochanter se voit et se comprend bien, surtout du côté où l'on porte sur une seule jambe.

Le genou; c'est une partie où les os se voient et se comprennent le mieux, car trois os sans muscles participent à sa constitution.

Le tibia se découvre quelque peu sur le devant de la jambe.

Les malléoles; voilà encore des os qui, comme les clavicules, jouissent du privilège de se montrer obligatoirement; leur saillie est nécessaire pour indiquer une belle jambe.

Les os du pied doivent aussi se sentir sous les tendons et les ligaments.

Mais d'après ce que nous disons de la nature comparée de l'homme et de la femme (voir plus loin) les saillies osseuses doivent en général se montrer plus apparentes sur la nature humaine masculine, que sur la nature féminine. Et sur le tout jeune et bel enfant tout os disparaît, sauf le crâne.

DU SQUELETTE

PAR RAPPORT AUX INDIVIDUS ET AUX RACES, DANS LES SUJETS HISTORIQUES ET PRÉHISTORIQUES

Oui, l'étude du squelette peut fournir des renseignements utiles pour le peintre d'histoire quelque peu soucieux de la vérité, quand les documents réels font défaut, car si le squelette humain représente l'unité dans ses rapports généraux, il peut donner aussi des caractères de race et des signes d'individualité.

Pour les sexes, nous n'avons pas à nous en occuper, on les reconnaît toujours à l'inspection des os.

De même, à l'examen d'un squelette d'ancienne date, on trouve aussi *des indices de l'individualité;* d'abord à l'état du crâne, on a une appréciation de ce qu'était le cerveau ; sur la face ce sont les éléments de ce qu'était le type ; on y voit sur le corps et les membres les conditions physiques, la taille, la force par la carrure des épaules, la largeur de la poitrine, et même la valeur musculaire, par l'état des attaches, etc.

Le squelette donne aussi *les caractères de races;* on peut reconnaître sur les os, sur la tête surtout, si la personne appartenait à un des types historiques connus ; s'il est un ancien Gaulois, ou un Franc, ou un Romain, ou un Grec, ou un Égyptien ; ou bien, s'il remonte à quelques-uns des temps préhistoriques.

Le squelette sert aussi à donner les caractères généraux des proportions du corps ; les rapports des membres entre eux ; les mains et les pieds servent aussi d'indications.

Donc, pour les œuvres *historiques* ou *préhistoriques* qui seraient à exécuter dans les arts, le squelette pourrait renseigner sur les peuples ou sur les époques qu'on se plairait à faire revivre : genre d'étude qui pourrait amener nos artistes à produire des œuvres d'art d'une réelle valeur, ce qu'on ne connaît pas de nos jours, et ce dont on ne prend nul souci. Mais, si nos artistes, trop jetés dans les choses frivoles, voulaient une bonne fois entrer dans la voie de l'histoire et de l'histoire réelle, chose qui n'a jamais été faite ; si un public d'amateurs moins ignorant arrivait à l'exiger d'eux, ils rencontreraient dans le seul squelette de véritables ressources.

Nous arrêtons là nos observations sur ce point : la nature trop élémentaire de ce livre ne nous permet pas d'aller plus loin.

DU SQUELETTE HUMAIN

PAR RAPPORT A L'ANATOMIE DES ANIMAUX

Quelques remarques seulement : ce qu'il importe encore de signaler dans les avantages que procure l'anatomie humaine, c'est qu'avec la connaissance de la structure de l'Homme on acquiert bien vite celle des animaux et de tous les vertébrés : quadrupèdes, oiseaux, reptiles, poissons, dont l'organisation présente les mêmes caractères que les nôtres, seulement simplifiés et modifiés pour le genre de vie propre à chacun d'eux.

L'étude comparée des os est un guide sûr en pareille matière, et quand on possède bien dans l'esprit le squelette de l'Homme, on a la clef de tout le reste. Ainsi ce sera toujours un crâne qu'on trouvera ou fuyant, ou plus petit ; une mâchoire qui sera de plus en plus saillante, selon qu'on s'éloigne de plus en plus de l'Homme, signes constants de la bestialité.

Des membres, des pieds toujours aussi de plus en plus simplifiés dans leur forme, ce qui change la main en patte. Le pied, par exemple, ne présentera plus que quatre doigts dans l'Eléphant, trois sur le Tapir, deux chez les ruminants, pour arriver à nous montrer le Cheval, ce Cheval, un des derniers placés dans l'échelle des quadrupèdes à cause de la grande simplicité de sa structure (et qu'il est beau!); pourtant, il ne porte plus qu'un ongle à la jambe.

Chez les oiseaux ce sera la transformation des bras en ailes ; et chez les poissons, en nageoires.

Rien de plus remarquable à examiner pour un esprit observateur, que cette longue suite de comparaisons qu'on peut faire sur ces êtres, dans toute cette longue chaîne de créatures qu'on nomme LA SÉRIE ANIMALE.

Nous engageons tout homme qui aime l'étude, tout artiste soucieux de s'instruire, de s'y livrer ; c'est le seul et réel moyen de bien connaître l'œuvre du Créateur et d'en tirer profit pour soi. Et si l'on n'en profite pas directement, on y trouve des jouissances bien autrement plus grandes que celles que procure la connaissance des travaux des hommes, quelque grands qu'ils puissent être.

Et ce que je recommande là, je l'ai fait pendant les bonnes années de ma jeunesse dans les établissements publics, et dans les cours (si célèbres autrefois) des maîtres tels que Cuvier, de Blainville, Geoffroy St-Hilaire. J'en ai même composé de nombreux dessins synoptiques que je publierai peut-être un jour. Mais si je ne le fais pas, d'autres le feront. Je n'en réclame pas la priorité, car la nature, la grande et belle nature, est à tout le monde, il n'y a là ni titre de propriété, ni brevet à prendre.

LA PARTIE ARTISTIQUE DE L'ÉTUDE DES ANIMAUX

L'étude *vraie* des animaux dans les arts ne date que de ce siècle, et cette étude est d'origine toute française. Rien n'était faible et faux comme ce qu'on faisait autrefois en représentation d'animaux ; rien n'est plus ridicule qu'une tête de cheval ou de lion que l'on rencontre par hasard dans un tableau de grand maître de la Renaissance.

En peinture, c'est Géricault, nature forte et vigoureuse, qui, le premier, avec les deux Vernet, a commencé l'*étude vraie* du Cheval. Géricault, pour en venir à bout, allait à Montfaucon observer les chevaux morts; il peignait les charognes, dessinait les ossements que les équarrisseurs laissaient jonchant le sol; car les matériaux anatomiques faisaient complètement défaut à cette époque.

En sculpture, c'est Barye, mon vieil ami et très regretté confrère, qui restera comme le véritable créateur et le père du *genre animalier* (car on a fait un mot depuis pour ce genre d'étude). Barye vivait au Jardin des Plantes, observant, croquant, dessinant les carnassiers, faisant lui-même leur dissection quand il le pouvait. C'est à l'aide de ces procédés qu'il a pu produire ces admirables bronzes connus aujourd'hui dans le monde entier.

A sa mort, les amateurs ont pu voir dans l'exposition rétrospective de ses œuvres ce qu'il a laissé d'études, d'esquisses, de croquis, surtout dans la grande famille des *Félidés*, lions, tigres, jaguars, etc. Aujourd'hui c'est une route ouverte à tous, il n'y a plus qu'à continuer, et le conseil que je donne est le plus sûr moyen d'arriver à la perfection (1).

REMARQUES PHILOSOPHIQUES

SUR LES ÉTUDES DE L'HOMME ET DES ANIMAUX

On ne manquera pas d'observer entre ce que nous venons de dire de l'anatomie comparée de l'Homme et des animaux et *la théorie des lois naturelles des proportions humaines* que nous allons exposer, une sorte de contradiction choquante, au point de vue philosophique. Là je semblais être Darwiniste, ici je vais être absolument l'opposé. Rien de plus

---

(1) Il en a été de même pour les plantes ; le règne végétal est ce qui fait tout le fond de l'art ornemental, décoratif ou industriel. Eh bien ! ce n'est que depuis un demi-siècle qu'on reproduit réellement partout les végétaux d'une manière *vraie*. Et que de richesses immenses il existe encore dans la nature ! dans les plantes exotiques dont les artistes, à l'heure présente, n'ont pas le moindre soupçon !

simple à expliquer pourtant. La nature est si puissante, et nous sommes si peu de chose que notre esprit ne peut tout embrasser à la fois : nous ne prenons, quoi que nous fassions, qu'une mince partie de ses phénomènes. De là contradiction, au moins en apparence.

Ainsi tous nos systèmes peuvent être vrais, tout à la fois, comme ils peuvent tous être faux, dans l'étroite limite de nos moyens d'action. Contentons-nous de ce que nous découvrons, mais ne nous hâtons jamais trop de conclure. On ne doit voir dans nos petites querelles de théories, que nous appelons pompeusement *nos grandes pensées philosophiques*, qu'un stimulant pour l'étude, un excitant au travail, un concours général d'émulation. Les systèmes que les uns et les autres nous nous jetons à la tête n'ont que ce mérite-là.

Disons seulement que l'Homme touche à la bête par un côté, et que ce côté, celui de son infériorité, est celui qui mène au transformisme.

Par l'autre, l'Homme touche à..... quoi — on ne sait ? à rien ou à quelque chose, et ce quelque chose est supérieur à nous, au moins nous devons en avoir le sentiment. Voilà qui est évident. C'est pourquoi si nos études naturelles nous font Darwiniste pour le côté animal de l'Homme; pour le côté où l'Homme est *Homme*, et est étudié uniquement comme HOMME, nous sommes tout l'opposé.

ABRÉGÉ DE LA THÉORIE

DES

LOIS NATURELLES DES PROPORTIONS

CHEZ

L'HOMME — LA FEMME — L'ENFANT

Divisé en cinq partiés principales

1ʳᵉ PARTIE. — **La Tête entière. — La Face.**

2ᵉ PARTIE. — **Le Corps entier dans les deux sexes.**

3ᵉ PARTIE. — **Le Prototype masculin.**

4ᵉ PARTIE. — **Le Prototype féminin.**

5ᵉ PARTIE. — **L'Enfant-Type.**

Remarque. — Les mesures de proportions que nous donnons ici ne sont qu'un extrait de travaux déjà publiés. Ces lois géométriques n'en sont pas moins l'expression de la vérité des choses. Le Prototype d'ensemble est le seul type admissible des lois de la création de l'Homme.

J'ai mis quarante ans à chercher sur la nature humaine et dans toutes les races pour découvrir ces lois, et je les donne comme lois naturelles, parce qu'elles répondent à toutes les moyennes prises dans les plus beaux types de l'Humanité. Les laideurs réelles sont partout laissées de côté, n'ayant pu les rattacher à aucune loi.

Aussi je puis dire en toute assurance, et sans la moindre crainte de pouvoir être démenti, que ce travail annule tous les travaux antérieurement faits pour expliquer *les lois des proportions*, quoique quelques-uns s'obstinent encore de nos jours à vouloir autrement en donner l'explication.

LA TÈTE ENTIÈRE ET LA FIGURE HUMAINE

ou

LA CÉPHALOMÉTRIE ET LA PROSOPOMÉTRIE

GÉNÉRALITÉS.

La tête prise dans son entier, comme la figure humaine prise séparément, ont des divisions méthodiques qui sont indépendantes de celles du corps, la tête étant le siège de notre Être, et la figure en étant la représentation extérieure.

La tête, du haut en bas, forme un tout, comme on va le voir, et ce tout sert d'unité pour toutes les mesures du corps.

Cette étude de la Tête se divise en trois parties :

1° La Tête entière ou *mesures céphalométriques ;*
2° Le Profil ou *mesures profilométriques ;*
3° La Face ou *mesures prosopométriques.*

Remarque.

Les mesures que nous allons donner dans ces trois parties étant les mesures de *l'Espèce humaine entière*, elles sont applicables à la fois à l'Homme comme à la Femme. Seule-

ment la tête de la femme est d'un module plus petit que
celle de l'homme, mais ce sont les mêmes lois.

1° LA TÊTE ENTIÈRE. — SES DIVISIONS.

Nous ne comptons sur la tête humaine que deux divisions principales géométriques. Ces divisions sont autant
anatomiques que physionomiques. Elles constituent les deux
premières lois des études de la tête.

1ʳᵉ Loi. *La ligne médiane longitudinale.* — Cette ligne
prend sa source dans le cerveau divisé en deux lobes. Elle
divise la tête et le corps en deux moitiés semblables. Ces
deux moitiés sont ce que nous nommons sur la figure de
l'Homme *les deux coquilles profillaires* ou les deux profils
de tous points semblables, mais opposés l'un à l'autre.

2° Loi. *La ligne de séparation transversale.* — Cette ligne
coupe la tête en deux moitiés d'égale hauteur. C'est une
ligne légèrement courbe, partant d'un côté, du trou de l'o-
reille et se rendant à l'autre oreille en passant par le milieu des yeux. Elle sert à mesurer la hauteur de la tête, du
menton au vertex, et donne deux moitiés égales sur toute
tête belle et bien équilibrée, du crâne comme de la face.
Cette séparation correspond à la limite intérieure du cerveau et à son isolement de la partie faciale.

2° LE PROFIL OU LA COQUILLE PROFILLAIRE

SES PRINCIPALES LOIS DE FORMATION.

La coquille du profil, dans la nature, est réglée par des
lois. Ces lois ont un caractère géométrique particulier.
Nous en donnons ici les principales.

3° Loi. *Le rôle de l'oreille.* — L'*oreille* est le centre de formation de toutes les lignes du profil. Dans tout type humain correct, on remarquera que ces lignes correspondent au centre auditif du trou de l'oreille. L'oreille en morphologie humaine est désignée par nous sous le nom de *réverbère morphologique.* Et les lignes, nous leur donnons le nom de *lignes de rayonnement.*

Observez sur la nature, et toutes les fois que vous rencontrerez des lignes de l'œil ne descendant pas vers le trou de l'oreille et des lignes de la bouche n'y montant pas, vous reconnaîtrez là des signes de laideur.

4° Loi. *Le cercle limitatif du profil.* — Le Créateur, qui a tout établi sur nous à la règle et au compas, a limité le profil de cette façon : il a placé une pointe de compas au trou de l'oreille (prendre, pour répéter l'opération sur la nature, *le tragus,* saillie en avant du trou de l'oreille et qui le recouvre), et de l'autre pointe il a tracé un demi-cercle partant du vertex et descendant jusqu'à la saillie du menton. Ce cercle touche aux quatre points saillants de la *silhouette profillaire.*

5° Loi. *Les quatre points cardinaux.* — Ce sont ces mêmes quatre points saillants où doit toucher le compas sur tout profil correct. Et ces points sont : 1° *le vertex ;* 2° *le tournant du front,* glabre ou chevelu ; 3° *la pointe du nez ;* 4° *la saillie du menton.*

Remarque sur les signes de laideur que présentera l'inobservation de cette loi sur la nature vivante, en plus ou en moins :

Au vertex. — Un crâne aplati au sommet (infersaillie),
Un crâne pointu du haut, scaphocéphale de Broca (supersaillie).

Au tournant du front. — Un front très fuyant (infersaillie).
Un front trop bombé et porté en avant (supersaillie).

- *Au nez.* — Un nez camus ou écrasé (infersaillie).

Un nez fort et pointu (supersaillie).

Au menton. — Un menton rentrant comme chez certains nègres (infersaillie).

Un menton de galoche.(supersaillie).

3° LA FACE.

Sur sa hauteur et en lignes transversales établies sur la ligne médiane, la face se trouve divisée symétriquement, sur tout type parfait, en six divisions semblables qui sont :

6ᵉ Loi. — En partant des sourcils (le front faisant le sujet d'une étude à part).

I. *La ligne du milieu des yeux.* La mesure se prend au larmier.

II. *La ligne du milieu du nez.*

III. *La ligne de la fin du nez* et marquant le haut de la lèvre supérieure. La mesure se prend à l'aile du nez.

IV. *La bouche*, milieu des lèvres, la bouche étant fermée, sans pression.

V. *La ligne terminale* de la lèvre inférieure et la séparant du menton.

VI. *Le bas du menton* et fin de la figure humaine.

Remarque.

Il est bon d'observer sur la nature vivante ce que les écarts à ces diverses règles présentent de signes de laideur, soit par excès de développement, soit par rétrécissement. Cette loi est tellement la vérité des choses, qu'on trouve sur toutes les races humaines, plus encore que les individus isolés chez nous, tous ces signes d'écartement, en plus ou en moins dans des quantités comparables.

7ᵉ Loi. *Résumé de la tête entière.* —Enfin, si l'on prend la tête entière et si on la mesure par devant, on trouve un ensemble qui donne la hauteur de *dix divisions*, exactement le même nombre de mesures que celles que présente l'*Être humain* pris dans sa plus grande étendue. Voilà des ressemblances qu'il importe d'établir.

Il existe encore d'autres règles à indiquer pour arriver à connaître comment est constituée la tête humaine parfaite, et des règles qui servent à confirmer et à contrôler, l'une par l'autre, toutes ces lois. Mais ceci n'est qu'un abrégé, et pour plus ample étude, nous sommes forcé de renvoyer l'étudiant artiste à nos publications spéciales (1).

Un dernier mot : Que ceux de nos savants qui professent une affectueuse estime pour les grands et affreux anthropoïdes mesurent l'orang ou le gorille, ils n'y trouveront ni lois de proportions, ni rapports de régularité entre les parties constituant le crâne et la face. C'est donc la laideur humaine poussée à sa dernière définition. Leur laideur trouvée par nous n'est donc pas un fait de sentiment, mais un fait de démonstration scientifique.

(1) Pour paraître prochainement : *La Prosopologie* ou la Figure humaine démontrée dans les lois de sa constitution physique; un vol. in-8, avec planches. Voir également chez Sagot, 18, rue Guénégaud, à Paris, et chez les principaux marchands de couleurs, le tableau synoptique *La Figure humaine.* Tableau fait en figures avec texte explicatif.

LES PROPORTIONS DU CORPS HUMAIN DANS LES DEUX SEXES

DONNÉES EN EXTRAIT D'APRÈS

LE PROTOTYPE HUMAIN (1)

OU

TYPE PARFAIT DE L'ESPÈCE HUMAINE

GÉNÉRALITÉS.

PREMIER POINT D'OBSERVATION. — La loi naturelle des proportions est établie sur l'*Être humain vivant*. C'est l'Être humain vivant et l'Être tout entier que le Créateur a créé, et non telle ou telle partie prise isolément. Donc toute règle de proportions basée sur le squelette seul est incomplète et peut être réputée défectueuse. Et je ne comprends pas l'obstination qu'on met à vouloir établir des principes de mesures sur cette seule charpente.

DEUXIÈME POINT D'OBSERVATION. — La loi naturelle est *géométrique* et ne peut être que géométrique; autrement elle ne serait pas une loi de mesures; ce qui veut dire que dans cet exposé tout est régulier, toutes les mesures s'accordent entre elles, toutes sont symétriques.

TROISIÈME POINT D'OBSERVATION. — L'Espèce humaine ne

---

(1) Un volume in-18 avec figures, librairie Plon, rue Garancière, à Paris, 1884; prix: 1 fr. 50. Voir également le *Tableau synoptique* des douze lois fondamentales, chez Sagot, rue Guénégaud, et chez les marchands de couleurs, publié en 1876; et chez Monrocq frères, rue Suger, les *Grandes Planches murales*, même sujet avec brochure; prix des trois grandes: 10 fr. 50.

faisant qu'un pour le Créateur, les mesures naturelles sont *absolument les mêmes* pour les deux sexes.

QUATRIÈME POINT D'OBSERVATION. — *La ligne médiane*, cette ligne que l'on a vue sur la tête, séparant la face en deux moitiés semblables, se trouve exister également sur le corps ; c'est elle qui le divise en deux moitiés, la droite et la gauche.

CINQUIÈME POINT D'OBSERVATION. — La ligne médiane est une ligne anatomique intérieure. Elle est *rigoureusement droite* et ne connaît ni les saillies, ni les parties rentrantes des formes. Elle descend du vertex aux extrémités des pieds, sans flexion ni courbure.

SIXIÈME POINT D'OBSERVATION. — Cette ligne médiane est une sorte de bâton de perroquet invisible, et les mesures de hauteur se prennent *sur cette ligne ;* les mesures de largeur, *à partir de cette ligne.*

SEPTIÈME POINT D'OBSERVATION. — Partant de ce dernier principe, la mesure du bras ne se prend pas *à l'épaule*, mais bien à partir de la médiane, en comptant avec le bras, la partie du corps à laquelle il est attaché et en allant jusqu'à l'extrémité des doigts.

HUITIÈME POINT D'OBSERVATION. — Et par la même raison, ce qui se fait pour la main se fait également pour le pied. Et de même qu'on n'arrête pas la mesure du bras au poignet, on n'arrête pas non plus la mesure de la jambe au talon ; on va, ou on doit aller, *jusqu'à l'extrémité du pied.*

NEUVIÈME POINT D'OBSERVATION. — L'Homme-type de la Création, pour nous, est un *Être actif*, mais pour le Créateur il n'était qu'un *Être passif*. Aussi, pour bien le prendre et le comprendre, il faudrait le mesurer couché, étendu sur le dos et les bras renversés sur la tête. Ce n'est que de cette façon qu'on l'a dans sa plus complète étendue et que les bras participent de la mesure comme les jambes.

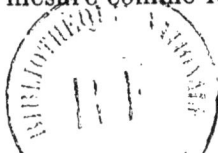

7

DIXIÈME POINT D'OBSERVATION. — Enfin la tête étant le principe d'unité de toutes les mesures du corps, la seule bonne manière d'en prendre une mesure exacte, c'est de n'en mesurer que *la moitié faciale*, celle qui va du menton au larmier et de la doubler ensuite. On évite les variabilités du crâne et la gêne que causent les cheveux ou la coiffure. D'ailleurs on peut toujours vérifier une mesure par l'autre.

Ceci dit, voici ce que sont ces principales mesures :

1re Loi. — *La tête sert d'unité* pour toutes les mesures de proportions naturelles.

2e Loi. — Le corps (cou compris) a *trois hauteurs de tête*, avec repères naturels, qui sont : celui des mamelons des seins, repère de l'allaitement ; celui de l'ombilic, repère de la formation de l'Être ; celui de la fin du tronc ; repère de la reproduction.

3e Loi. — Les cuisses (genoux compris) ont *deux hauteurs de tête*.

4e Loi. — Les jambes (pieds compris) ont *deux hauteurs de tête*.

Remarque. — Ces quatre mesures réunies donnent l'Homme debout *des huit têtes*.

5e Loi. — La tête et le tronc réunis donnent *quatre mesures de tête*.

6e Loi. — La cuisse et la jambe réunies donnent également *quatre mesures de tête*.

7e Loi. — Et enfin, le bras étendu, avec la portion de poitrine ajoutée, donne pareillement *quatre mesures de tête*.

Remarque importante sur ces trois mesures de quatre longueurs semblables, c'est que tout l'Être humain s'y trouve compris.

8e Loi. — L'Être humain debout et les bras étendus

horizontalement est *carré*, c'est-à-dire qu'il est aussi large que haut.

9ᵉ Loi. — Couché, étendu sur le dos, les bras renversés au-dessus de la tête, c'est-à-dire dans la plus grande longueur que l'Homme puisse présenter, il mesure *dix têtes*, et le centre se trouve placé à l'ombilic.

On a vu que la tête, de son côté, prise également dans son entier, donnait aussi dix mesures géométriques; voilà un rapprochement qu'il est bon de rappeler.

Tel est l'ensemble des principales lois qui régissent la constitution extérieure et physique de l'Être humain, (homme et femme) et l'établit en proportions symétriques.

Il existe encore d'autres manières d'en faire la démonstration, mais on arrive toujours au même résultat, tant l'évidence de tout ceci est réelle et saute aux yeux.

Ce qui en ce moment, me frappe d'étonnement, c'est la facilité avec laquelle cette démonstration peut être faite.

Et dire que j'ai été si longtemps à trouver l'ordre complet de toutes ces choses! que j'ai mis plus de vingt ans avant d'y arriver! que j'ai remué des centaines de squelettes, mesuré des milliers d'individus avant d'en venir là !

Et ce qui me surprend encore plus, c'est que d'autres avant moi, et depuis longtemps déjà, n'aient pas découvert cet ensemble de rapports si bien faits par la nature, si bien enchaînés dans le travail de l'Auteur sublime de toutes ces choses ! ! !

LE PROTOTYPE MASCULIN

OU

ÉTALON DE L'HOMME DANS LE TYPE PARFAIT

Cet Homme-type est défini d'après les lois de la géométrie des formes que nous venons d'exposer. C'est l'homme le plus complet qu'on puisse concevoir de la perfection humaine. Il représente l'*Être mâle* dans l'Espèce humaine entière, et appropriable à toutes les races : l'homme tel qu'il a dû être établi sur terre par le Créateur.

Il est pris chez l'adulte ayant atteint le dernier terme de sa croissance. En voici les divisions :

Sections.	*Espaces.*
1. Sous-menton ; fin de la tête.	1. La tête entière.
2. Les mamelons ; repère de l'allaitement.	2. Le buste ; partie haute du tronc.
3. Le nombril ; autre repère naturel.	3. Le torse ; partie moyenne.
4. La fin du tronc ; siège d'organes.	4. L'abdomen ; partie basse du tronc.
5. Le milieu des cuisses.	5. Haut et gras des cuisses.
6. Le sous-genou ; fin des cuisses.	6. Bas des cuisses et genoux.
7. Le milieu des jambes.	7. Haut des jambes et mollets.
8. Fin des orteils ; fin de l'Être.	8. Bas des jambes et pieds.

Ce Prototype masculin se mesure par *une tête de 22 centimètres et demi*, huit fois répétée, ce qui lui donne, du sommet de la tête aux extrémités des pieds, et mesuré couché si l'on peut, une hauteur de : UN MÈTRE QUATRE-VINGTS CENTIMÈTRES.

Remarque. — Si on mesure un homme, comme c'est la

coutume, debout et s'arrêtant aux talons, il faut obtenir une taille de 1 *mètre* 74 *centimètres* et ajouter *six* centimètres de supplément.

Autre remarque. — Sur tout homme mesuré qui aurait une tête d'*une moitié* ou d'*un quart de centimètre* en plus ou en moins de l'indication donnée, il faudrait augmenter ou diminuer d'autant la totalité du corps pour observer la loi. Les rapports symétriques des parties sont obligatoires pour la perfection, la taille ne l'est pas.

LE PROTOTYPE FÉMININ

ou

ÉTALON DE LA FEMME DANS LE TYPE PARFAIT

Cette Femme-type est définie comme l'homme, d'après les lois de la géométrie des formes que nous avons exposées. C'est la femme la plus complète qu'on puisse concevoir de la perfection humaine. Elle représente l'*Être femelle* dans l'Espèce humaine tout entière, et appropriable à toutes les races : la femme telle qu'elle a dû être établie sur la terre par le Créateur.

Elle est prise dans l'adulte ayant atteint le dernier terme de sa croissance. En voici les divisions qui sont absolument les mêmes que dans le type masculin.

Sections.	*Espaces.*
1. Sous-menton ; fin de la tête.	1. La tête entière.
2. Les mamelons ; repère de l'allaitement.	2. Le buste ; partie haute du tronc.
3. Le nombril ; autre repère naturel.	3. Le torse ; partie moyenne.
4. La fin du tronc ; siège d'organes.	4. L'abdomen ; partie basse du tronc.
5. Le milieu des cuisses.	5. Haut et gras des cuisses.
5. Le sous-genou ; fin des cuisses.	6. Bas des cuisses et genoux.
7. Le milieu des jambes.	7. Haut des jambes et mollets.
8. La fin des orteils ; fin de l'Être.	8. Bas des jambes et pieds.

Ce Prototype féminin se mesure par une *tête de 21 centimètres*, huit fois répétée, ce qui lui donne, du sommet de la tête aux extrémités des pieds, et mesuré couché si l'on peut, une hauteur de : UN MÈTRE SOIXANTE-HUIT CENTIMÈTRES.

Remarque : si on mesure une femme, comme c'est la coutume, debout et s'arrêtant aux talons, il faut obtenir une taille de 1 *mètre* 63 *centimètres* et ajouter *cinq* centimètres de supplément.

Autre remarque : sur toute femme mesurée qui aurait une tête d'*une moitié* ou d'*un quart de centimètre* en plus ou en moins de l'indication donnée, il faudrait augmenter ou diminuer d'autant la totalité du corps, pour observer la loi. Les rapports symétriques des parties sont obligatoires pour la perfection, la taille ne l'est pas.

L'ENFANT-TYPE DES CINQ TÊTES

ÉTABLI D'APRÈS

LE MÊME PRINCIPE DE LA GÉOMÉTRIE DES FORMES

Y a-t-il un Prototype de l'enfant comme il y a le Prototype de l'homme et de la femme ? Oui, mais ce n'est pas
l'enfant à la naissance qui peut servir de type, nous l'avons
trouvé trop incomplet, malgré son centre ombilical qui le
sépare symétriquement en deux. Mais cet enfant-là est un
être trop imparfait. Le nouveau-né n'est pas de tous points
constitué en Être, il ne vit pas de sa propre vie, il dépend
encore de la vie d'un autre Être, de la mère qui le porte
encore et le nourrit. Donc, ce n'est pas un être achevé.

Le véritable enfant *qui fait type*, c'est l'enfant libre et
maître de lui, l'enfant qui se tient debout, qui marche, qui
a des dents pour broyer ses aliments, des organes des sens
éveillés pour sentir et connaître par lui-même ce qui lui
convient, une parole pour exprimer ses besoins, etc.

Cet enfant-là, c'est l'enfant de dix-huit à vingt mois,
selon son sexe et son état de croissance. *Il fait type* parce qu'il se trouve établi à cette époque à une échelle de
tous points géométrique.

Il se mesure par une tête de 18 centimètres ; la tête des
trois quarts de la hauteur qu'elle atteindra à l'époque de
maturité. Et cette tête se répète quatre fois par portions
égales, correspondant de la façon la plus complète à sa
constitution physique et anatomique.

Ces divisions sont :

Sections.	*Espaces.*
1. Le sous-menton, fin de la tête.	1. La tête (18 centimètres).
2. La ligne diaphragmatique, fin du thorax.	2. Le thorax (18 centimètres).
	3. L'abdomen (18 centimètres).
3. La ligne sous-pubienne, fin du torse.	4. La cuisse (18 centimètres).
	5. La jambe (18 centimètres).
4. La ligne des sous-genoux, fin des cuisses.	
5. La fin des orteils, fin de l'Être.	

L'enfant qu'ici nous adoptons pour modèle, nous le prenons dans le grand type masculin; l'étalon féminin est déjà d'un module moindre et s'adapte mal à l'échelle pour notre système métrique.

Cet enfant grand type masculin, à cet âge, a déjà atteint exactement *la moitié* de la grandeur qu'il aura étant adulte; sa hauteur totale de 18 centimètres, cinq fois répétés, donne une taille de QUATRE-VINGT-DIX CENTIMÈTRES. Ce qui donne à l'homme fait 1 *mètre* 80 *centimètres ;* la mesure que nous avons donnée à notre type masculin.

Voilà en abrégé ce qu'est *l'enfant-type.* Nous avons déjà publié sur son compte une description assez étendue (1). Nous en donnerons un jour la définition complète avec les dessins à l'appui.

(1) Voir aux *Bulletins de la Société d'Anthropologie.* Séance du 15 juillet 1877.

DERNIÈRES REMARQUES ANTHROPOLOGIQUES

SUR LE PROTOTYPE HUMAIN

On a vu par l'extrait que je donne du Prototype humain, que je dis résolument et sans ambages que l'Homme a dû être créé d'après des lois calculées et raisonnées d'avance par une volonté créatrice.

En parlant ainsi au point de vue philosophique et au nom de la science, je me place au pôle opposé de l'école anthropologique d'aujourd'hui, qui veut donner à l'Homme des origines simiennes, école malfaisante au plus haut point et qui, si elle grandissait, conduirait à la négation de tout ce qui est noble et grand dans la nature humaine et jetterait le découragement dans l'art et dans les lettres, dans les mœurs, dans la société tout entière.

Cette école négative de toutes choses, qui semble étudier l'Homme et ne voit que la bête; qui prétend bien comprendre notre Être et rejette de lui tout ce qui est *sentiment humain*.

Cette école barbare et cruelle dont les plus fervents adeptes rejettent l'artiste de leur sein, voulant par là repousser toute immixtion de l'imagination dans la science, et qui font eux-mêmes acte d'imagination au plus haut degré, puisqu'ils inventent UN MONSTRE !!!

Oui, un monstre! produit de leur cerveau : un monstre, moitié homme, moitié singe, qu'ils appellent effrontément *notre ancêtre;* UN ANTHROPITHÈQUE! qu'ils donnent comme ayant été le *Précurseur de l'Homme :* Le père de tous les hommes, l'affreux Adam de leur ignoble Genèse! c'est-à-dire un être impossible; un type hybride qu'on ne peut définir, qui n'a jamais existé, qui ne peut pas exister, et devant lequel, ces nouveaux Prométhées reculeraient d'horreur si on pouvait le leur présenter !

Voilà ce qu'on enseigne *en pleine École d'Anthropologie*, à Paris, comme étant principe d'étude, et vérité de doctrine. Voilà ce que les disciples de Broca et les continuateurs de Darwin proclament, à travers le monde et dans tous les congrès, comme étant la grande vérité du dix-neuvième siècle, *la bonne nouvelle* des générations futures !

Et notons que rien, dans l'ordre des faits, n'autorise l'émission de pareilles doctrines. Tous les débris humains que l'on connaît des temps éloignés de l'humanité attestent au contraire une nature humaine superbe, plus belle peut-être que ce que nous sommes aujourd'hui. Rien au moins ne révèle des types absolument dégradés. L'homme de Menton, les débris trouvés à Moulin-Quignon, les trois hommes de la Vézère, et d'autres encore, nous donnent l'indication de fort beaux hommes, avec des fémurs très longs, ce qui indique une grande taille : un crâne bien fait, une ossature faciale et des orbites très ouverts, très écartés, ce qui dénote de très beaux types, et des grands yeux en amandes comme nos belles races de l'Orient. Ils n'ont donc pour eux que le crâne défectueux de Néanderthal (1) qui n'est que laid en réalité, et qui est encore complètement et très bien un crâne humain.

Quant à moi qui ne suis qu'un modeste artiste, un simple chercheur dans les choses, qui ne prétends ni faire école,

---

(1) Ce fameux crâne présente en effet un front assez fuyant et très bas, mais j'ai vu des crânes semblables sur des hommes vivants de nos jours. Je l'ai dit bien haut à la Société d'anthropologie, j'en ai rencontré plusieurs sur des têtes chauves de bons bourgeois de Paris, dans les lieux publics où j'ai coutume de faire mes observations, et ces hommes ne me paraissaient pas être beaucoup plus bêtes que les autres ; ils auraient été bien étonnés si je leur avais dit qu'ils possédaient en eux le type qui mène en ligne directe vers le singe.

ni faire du tapage pour en arriver là, j'ai le droit d'avoir
ma théorie comme les autres, et je soutiens que l'Homme
n'a pas été fait comme ils le disent, et qu'il a été au
contraire, créé et mis sur terre tel que je l'indique, dans la
forme parfaite DU PROTOTYPE, sans avoir eu besoin de passer
sans motif par l'être immonde qu'on donne pour notre
aïeul.

Notre aïeul a été tout de suite un grand et beau type,
dont, en fin de compte, nous sommes tous la reproduction
exacte et fidèle, sauf la légère particularité qui sert à constituer l'individualité sur chacun de nous.

Voilà ce que je dis bien haut, et avec la légitime audace
de l'homme qui parle avec conviction.

LA MYOLOGIE

ou

ÉTUDE DES MUSCLES

INTRODUCTION

L'Homme qu'on étudie en *myologie* est le même que celui qu'on étudie en *ostéologie ;* il en est la suite, mais, plus rapproché de notre état vivant, il touche de plus près à la réalité, aussi est-il affreux à voir en nature ! — C'est L'ÉCORCHÉ, c'est-à-dire un homme à qui on a enlevé les téguments ou si l'on veut, la peau, la graisse et toutes les matières qui cachent les chairs. Quel est celui qui, en voyant devant lui un pareil homme, ne reculerait pas d'horreur ?

Eh bien ! — Rassurez-vous, grâce à l'intervention de l'artiste dans cette étude, de l'artiste qui embellit tout ce qu'il touche, il suffit d'une image sur le papier faite par lui, pour que, de cette chose horrible à voir il en fasse non seulement une chose supportable à la vue, mais encore un sujet magnifique d'étude, une œuvre admirable du Créateur qu'il dévoile et que tout homme studieux désire connaître, car il n'y a rien de beau, de grand à observer, comme le mécanisme qui sert à faire manœuvrer notre corps. L'horloger construisant une montre, le mécanicien établissant une machine, ne donnent qu'une ébauche grossière de mécanique, à côté de celle qui produit les mouvements humains. Il faudrait un Victor Hugo pour en faire ressortir aux yeux des hommes éblouis toutes les merveilles de construction et d'ingénieuses combinaisons. — Pourquoi notre grand poète ne s'est-il pas fait anatomiste (1)?

L'Homme que nous étudions comme écorché, c'est-à-dire ne montrant que ses muscles, est l'Homme tel que nous sommes constitutivement, il a même un tel caractère d'universalité qu'il ne présente ni une race, ni l'un des sexes : la femme comme l'homme se trouve décrite dans cet écorché unique, attendu que tous les deux ont absolument les mêmes muscles, ni un de plus, ni un de moins ; au moins pour la partie qui nous occupe, car nous n'avons pas à nous arrêter comme les médecins aux particularités organiques qui font la différence des sexes.

Disons encore que notre écorché, comme notre squelette, ne connaît ni maladie, ni difformité ; il est parfait autant que possible. Nous l'établissons d'après les belles proportions de *notre Prototype*. Si nous le fixons dans le type mâle, c'est uniquement pour lui donner plus de force et rendre les muscles plus solides et plus apparents ; ce sera si l'on veut un homme comme l'Achille du Musée du Louvre que nous aurions dépouillé de son enveloppe cutanée.

Les médecins anatomistes trouveront peut-être que nous faisons trop facilement du *beau* avec du *laid*, eux qui ne savent faire que du laid avec du beau ; aussi nous leur renvoyons d'avance leur observation pensant bien qu'à la vie pénible qu'ils mènent, avec les laideurs et les infirmités qu'ils voient tous les jours, il leur est impossible de conserver un sentiment quelconque des belles choses de la nature. Nous ne les en blâmons pas, nous les plaignons, voilà tout. Chacun son métier (2).

(1) Il y a dans ce monde une belle place à prendre, pour un enfant de génie : celle de devenir le poète de la Nature, le Messie de la science, le Victor Hugo du xxᵉ siècle. Buffon, J.-J. Rousseau, Bernardin de Saint-Pierre, sont restés insuffisants, ils n'en savaient pas assez !

(2) Ce qui me porte à cette sévérité envers nos savants médecins, les hommes que j'honore le plus entre tous, c'est de savoir qu'encore, à l'heure

Nous devons dire encore que dans ce livre, tout élémentaire, nous ne nous arrêterons pas à l'écorché pris dans son ensemble, ce n'est pas utile. Nous en faisons plutôt la démonstration dans ses quatre grandes divisions. — La Tête. — Le Tronc. — Le Bras. — La Jambe. — Quel est celui qui ne sait pas où sont placées ces parties ?

Ajoutons que l'écorché d'ensemble a été abandonné, surtout en petit écorché plastique. Le petit écorché en plâtre ne se fait plus : c'était bon au commencement de la science, mais aujourd'hui il est devenu tout à fait insuffisant, se brisant, rendant mal les formes, et de plus, ne donnant ni texte, ni description, ni renseignement.

qu'il est, on n'exige de l'élève en médecine aucune notion pratique du dessin. Ainsi, voilà des hommes qui auront perpétuellement à examiner le corps humain et qui n'en connaîtront pas la vraie forme ! Ils auront à observer les altérations de nos organes et ne sauront pas indiquer sur un morceau de papier en quoi celui-ci ou celui-là se trouve modifié !

L'HOMME ÉCORCHÉ

C'EST-A-DIRE MONTRANT L'ENSEMBLE DES MUSCLES POUR LA PARTIE ANTÉRIEURE.

NOMS

DES PRINCIPAUX MUSCLES

QUI S'Y VOIENT

Les muscles de la tête.
Les muscles du cou.

Torse.

Les pectoraux.
Le droit abdominal.
Le grand oblique.
Les dentelés.

Bras.

Le deltoïde.
Le biceps.
Le brachial antérieur.
Le rond pronateur.
Le grand palmaire.
Le long supinateur.
Les muscles de
   la main.

Jambe.

Le muscle couturier.
Le droit antérieur.
Le vaste interne.
Le vaste externe.
Le droit interne.
Les trois muscles obliques.
Le fascia lata.
Les jumeaux.
Le soléaire.
Le jambier antérieur.
L'extenseur des orteils.
Le long péronier latéral.
Les muscles du pied.

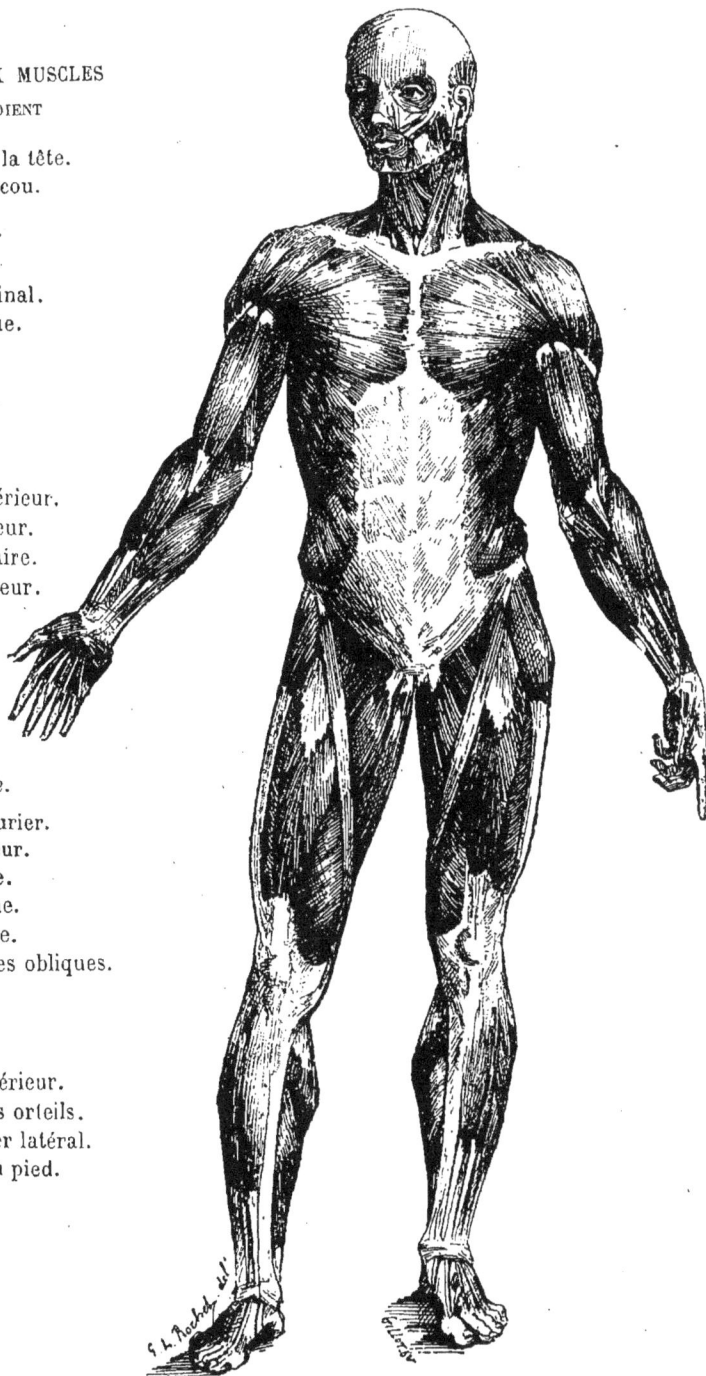

Fig. 36.

8

LA MYOLOGIE OU ÉTUDE DES MUSCLES

La myologie (de mys ou myon, *muscle,* et de logos, *discours,* grec) **est la partie la plus importante de l'anatomie des beaux-arts.**

Pour en rendre l'abord facile à celui qui n'en possède aucun élément, nous ne trouvons rien de mieux que de la traiter sous forme d'entretien entre UN MAITRE ET SON ÉLÈVE.

L'ÉTUDE PROPRE DES MUSCLES.

Demande de l'élève. — Qu'est-ce que les muscles ?

Réponse du maître. — Les muscles sont ce qu'on désigne communément sous le nom de *chair* et plus bas, plus vulgairement encore, dans le jargon de cuisine, sous le nom de *viande.*

Demande. — Et scientifiquement, qu'est-ce qu'un muscle ?

Réponse. — C'est un assemblage de fibres ou de petits filaments de couleur rouge à cause du sang qui y circule et y répand la vie.

Demande. — Y a-t-il plusieurs sortes de muscles ?

Réponse. — Oui, il y a deux sortes de muscles, au moins quant à la fonction. — Les muscles de la vie extérieure ou *animale,* dont l'Être, homme comme bête, dispose volontairement.

— Et les muscles de la vie intérieure, *végétative* ou *organique,* dont il n'a pas la libre et complète disposition, et qui fonctionnent en quelque sorte d'eux-mêmes, à cause des besoins impérieux auxquels ils obéissent.

Demande. — Les arts ont-ils besoin de les étudier tous ?

Réponse. — Non, nous laissons l'étude de ces derniers aux médecins ; nous ne nous occupons que des premiers, qui sont les seuls donnant la forme extérieure au corps humain.

Demande. — Et ces derniers ont-ils tous une égale importance ?

Réponse. — Non, car on verra que parmi eux il y en a qui sont tout à fait superficiels et qui se laissent voir sous la peau ; tandis que d'autres logés dans *les parties profondes* servent d'auxiliaires aux premiers dans leurs fonctions, mais n'étant jamais vus au dehors, c'est à peine si l'artiste a besoin de s'en occuper.

Demande. — A combien peut s'élever le nombre des muscles qui se voient sur l'Homme vivant, et dont on peut étudier la forme et suivre les mouvements ?

Réponse. — A *quatre-vingts* environ ; mais, sur ce nombre, il en faut compter la moitié de tout à fait insignifiants.

Demande. — Les muscles sont-ils tous de même nature, ou de même composition ?

Réponse. — Non, les muscles sont de deux natures différentes ; ceux de la face ne sont pas de même composition que ceux du corps. Ceux du corps sont solides, épais, résistants : ce sont ceux que nous appelons LES MUSCLES DE FORCE, parce qu'en effet ils donnent de la force, soulèvent les parties du corps en entraînant les os avec eux. Tandis que ceux de la face, plus plats, plus minces, ne servent qu'aux mouvements d'expression ou au jeu de la physionomie. Nous les nommons, à cause de cela, par opposition aux autres, MUSCLES D'EXPRESSION. — Mais les uns et les autres donnent LA FORME. Ceux du corps et des membres en donnent le contour ; ceux du visage en constituent les traits.

Demande. — Comment ces derniers peuvent-ils faire marcher les traits du visage et lui donner tous ces mouvements d'expression ou de passion qu'on trouve sur une tête humaine?

Réponse. — Parce que ces muscles de la face, qu'on nomme anatomiquement *muscles peauciers*, sont adhérents à la peau et qu'ils la tirent, chaque fois que notre volonté ou notre passion les fait agir ; et comme chaque muscle a sa fonction propre, il se fait que, tantôt ce sont les uns, tantôt ce sont les autres qui tirent la peau en la faisant, toujours à cause de leur adhérence, se plisser dans le sens opposé à la contraction..... Mais ceci nous entraînerait trop loin, il faut le renvoyer à nos travaux sur LA FIGURE HUMAINE, où est traitée la question du jeu de la physionomie, d'une manière scientifique.

Demande. — Et comment se fait, sur le corps, l'action des muscles que vous appelez *muscles de force* ?

Réponse. — Par le cerveau, qui est le siège de notre volonté froide, aussi bien que de nos passions et de nos entraînements, et qui, produisant un fluide analogue à l'électricité, le répand dans tout le corps, à l'aide de milliers de petits fils électriques imperceptibles qu'on désigne anatomiquement sous le nom de *cordons nerveux*. Ces cordons nerveux, quand la volonté s'exprime, ou que la passion nous emporte, agissent sur la fibre musculaire (les muscles) qu'elle amène à elle, et par cet acte produit la *contraction musculaire*, qui n'est autre qu'un raccourcissement du muscle et son gonflement. Par le fait de ce raccourcissement, le muscle amène le tendon qui lui est attaché, le tendon entraîne l'os qui tient après, et l'effet est produit (1).

---

(1) Il y a dans le langage usuel un mot qui répond à l'idée de contraction, c'est *crisper*, *crispation* (de *crispare*, latin, qui veut dire rider, froisser). Mais ce mot répond autant à l'action nerveuse qu'au phénomène musculaire.

Ajoutons que cela s'accomplit avec la célérité de l'éclair ;
on peut s'en faire une idée en pensant à la multitude de
mouvements que fait un homme qui lutte corps à corps
avec un autre pour défendre sa vie ; ou si nous prenons
notre exemple dans des fonctions plus nobles, ce qui se
passe dans la tête, la voix, les yeux, les oreilles et les
mains d'une personne qui joue et chante au piano (1).
(Voir aux dessins la direction des fibres, elles sont faites
toujours dans le sens de la contraction.)

Demande. — Ces muscles ont-ils plusieurs façons d'agir
de cette sorte ?

Réponse. — Oui, il y a trois façons principales pour
opérer l'action musculaire, ou si l'on veut, *trois sortes de
muscles différents*, qui tous les trois fonctionnent par contraction et qui sont :

1° LES FLÉCHISSEURS, qui agissent en faisant plier ou fléchir les parties du corps sur elles-mêmes, et ramenant
toujours l'individu sur lui-même au point que, si tous les
fléchisseurs agissaient au même moment, l'Homme se
mettrait en boule ;

2° LES EXTENSEURS, qui font l'acte diamétralement opposé,
ce sont ceux dont la fonction est d'étendre et d'allonger ;
ils chassent le membre, l'éloignent, le poussent au dehors ;
aussi ces muscles sont-ils toujours placés du côté opposé
aux fléchisseurs, ce qui permet de dire que, si les fléchisseurs sont des muscles de défense et de protection, les
extenseurs sont des muscles d'attaque et d'agression ; aussi
dans la lutte, dans la boxe, le bras qui s'allonge est conduit par les extenseurs ; le bras qui se replie sur la poitrine

---

(1) *La crampe*, dont tout le monde a ressenti l'effet douloureux, doit être
une contraction musculaire amenée à son paroxysme et qui, après avoir
gonflé le muscle, le laisse en cet état ; car, où il y a crampe, il y a toujours
muscle fortement contracté.

pour éviter le coup, est servi par les fléchisseurs. Enfin
tous les extenseurs donnant ensemble, ils ouvrent bras et
jambes et produisent l'Homme dans sa plus grande étendue ;

3° Et en dernier lieu il existe une troisième catégorie de
muscles, ce sont ceux qui n'agissent directement ni pour.
l'extension ni pour la flexion, mais qui servent l'une et
l'autre, en opérant des mouvements tournants, en fonction
nant obliquement, transversalement. La science ne leur a
pas donné de nom propre, nous ne savons pourquoi, mais
on reconnaît partout leur action, quand la tête tourne, ou
le torse, ou le bras ou la main, ou la jambe ou le pied.

Ces muscles vont tous se reconnaître à la description,
puisque dès qu'un muscle décrit ne produira ni l'extension
ni la flexion directement, c'est qu'il donnera un de ces
mouvements tournants.

La Myologie forme quatre divisions, qui
sont :

1° LA TÊTE ET LE COU.
2° LE TORSE ENTIER.
3° LE BRAS ENTIER.
4° LA JAMBE ENTIÈRE.

LA TÊTE ET LE COU

LES MUSCLES DE LA FACE

GÉNÉRALITÉS

L'étude myologique de la tête ne comprend bien réellement que la Face.

Les muscles de la Face, sauf quelques-uns, sont des muscles d'un caractère différent de ceux du corps ; ils sont plats, minces, adhérents à la peau, qu'ils entraînent et font plisser en divers sens, et par là, modifiant l'état du visage, deviennent, comme nous l'avons dit, des *muscles d'expression*, c'est-à-dire des muscles qui, par leur action d'une finesse et d'une mobilité extrêmes, transmettent au dehors et laissent voir ce qui se passe comme sensations, dans le cerveau des individus.

Ces muscles sont donc, pour la plupart, tout autres que des muscles de *force* et d'*action*.

Les muscles de la tête sont aussi des *muscles de forme*, puisque, étant à la superficie, ils donnent la forme définitive à notre face, les traits à notre visage.

La tête humaine possède aussi comme le corps, des muscles internes et profonds, des muscles que l'on ne voit jamais. Ils sont employés au service des organes des sens ou à quelque fonction intérieure ; ceux-là, nous avons peu à nous en occuper, limitant notre action à ne dire que ce qui est utile aux arts du dessin. Nous en faisons une description à part à la fin de cette partie.

LA FACE HUMAINE

ET LES MUSCLES SUPERFICIELS OU EXPRESSIFS QUI S'Y VOIENT.

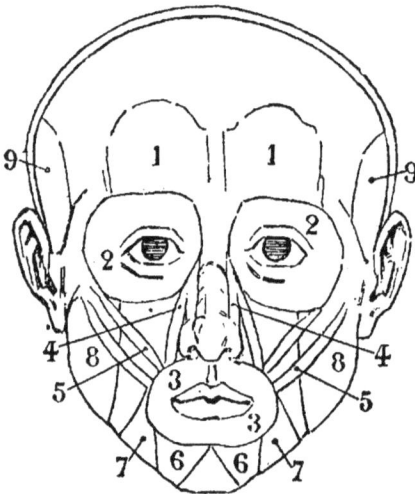 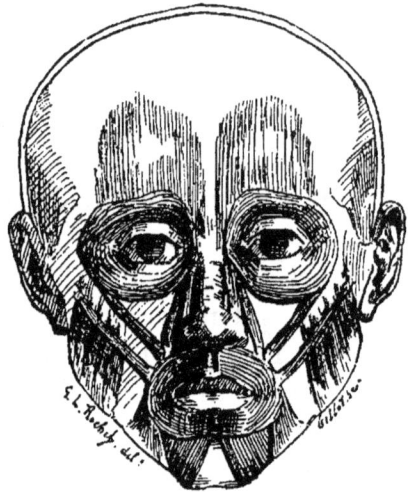

Fig. 37.   Fig. 38.

1. Le frontal, ou les deux muscles frontaux.
2. L'orbiculaire des paupières.
3. L'orbiculaire des lèvres.
4. L'élévateur commun de la narine et de la lèvre supérieure.
5. Les deux zygomatiques.
6. Le carré du menton.
7. Le triangulaire de la lèvre inférieure.
8. Le masséter.
9. Le temporal.

Remarque.

Il y a d'autres muscles sous-jacents, mais peu utiles à connaître ; nous ne les avons pas placés sur la figure, afin d'éviter la confusion.

LE PROFIL HUMAIN

ET LES MUSCLES SUPERFICIELS OU EXPRESSIFS QUI S'Y VOIENT

1. Le frontal.
2. L'orbiculaire des pau-
   pières.
3. L'orbiculaire des lèvres.
4. L'élévateur commun de
   la narine et de la lèvre
   supérieure.
5. Les deux zygomati-
   ques.
6. Le carré du menton.
7. Le triangulaire de la
   lèvre inférieure.
8. Le masséter.
9. Le temporal.
10. L'occipital.

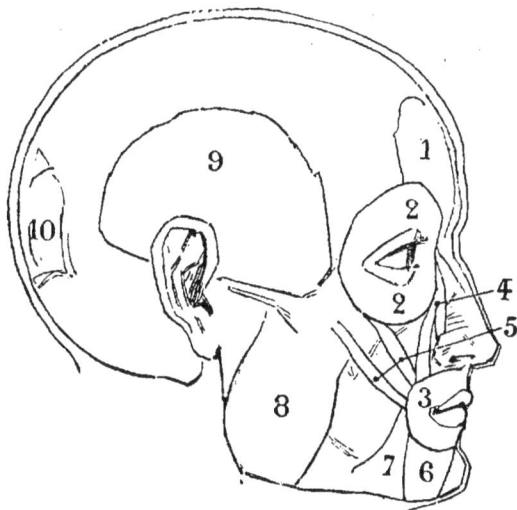

Fig. 39.

Les principaux des autres
muscles de la figure hu-
maine sont :

— Le pyramidal du nez ;
— Le triangulaire du nez ;
— Le sourcilier ;
— L'élévateur propre de la
  lèvre supérieure ;
— Le triangulaire des lèvres ;
— Le buccinateur.

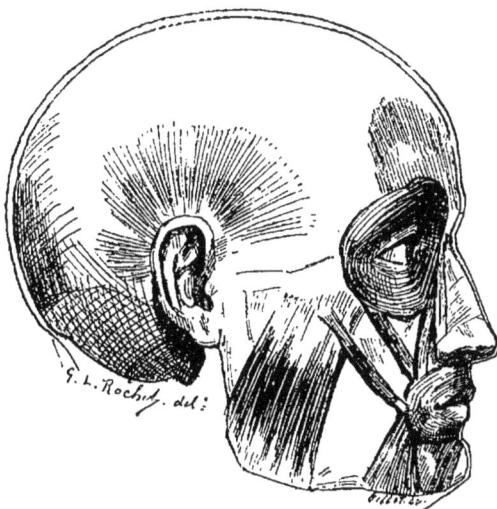

Fig. 40.

DESCRIPTION

Face et Profil.

N° 1. Le frontal ou *les deux muscles frontaux*. — Muscle peaucier, c'est-à-dire entraînant la peau quand il fonctionne et occupant la partie visible du front, celle qui n'est pas cachée sous les cheveux ; il se continue en une large aponévrose dite *épicranienne*, qui embrasse tout le dessus de la tête et va se terminer au muscle occipital. Le frontal est très mince, il adhère à la peau comme tous ceux du visage et donne par sa contraction les plissements du front que l'on connaît (voir aux plis et rides). Il fait remonter les sourcils comme dans l'attention et l'étonnement, agit sous l'influence de la réflexion, de la méditation. C'est ce qui a fait penser que c'est en ce point du cerveau que se trouvent les principaux organes du calcul et de la réflexion. Agissant ensemble, on dit plus communément *les muscles frontaux*. Ces deux muscles sont tellement ceux de la pensée par excellence, que c'est là que nous portons la main, instinctivement, quand nous nous livrons à la réflexion.

A vérifier : Je suis porté à penser que c'est à la hauteur qu'atteint ce muscle que s'arrête, chez les individus, la hauteur du front, et que les cheveux ne croissent que sur la partie devenue aponévrotique ; c'est aux anatomistes qui ont des cadavres à leur disposition à vérifier le fait.

N° 2. L'orbiculaire des paupières. — Muscle plat et mince, tournant autour de l'œil et reposant sur le bord de l'orbite, directement au-dessous de la peau. Ce muscle est formé de deux portions répondant aux deux paupières.

C'est un constricteur (de *stringere*, serrer et de *cum*, avec, latin) ; il sert à fermer les yeux fortement, soit volontairement, soit involontairement ; il produit le clignottement, comme sous l'action du soleil ou quand on veut regarder au loin ; si on regarde dans une lorgnette et qu'on ferme fortement l'autre œil, c'est par son action. Quand l'enfant pleure, ce muscle presse le globe de l'œil et sert à faire couler les larmes.

Enfin, il fonctionne dans divers mouvements d'expression où le sourcil s'abaisse et se contracte, comme dans le dédain, la répulsion, le dégoût, etc. A sa base chez certains vieillards chagrins, ce muscle laisse voir un fort circuit (voir aux plis et rides).

N° 3. L'ORBICULAIRE DES LÈVRES. — Autre muscle de même nature que le précédent ; même forme, même fonction ; il agit sur chaque lèvre comme l'autre agit sur chaque paupière. C'est un constricteur de la bouche, qu'il enveloppe circulairement. Il rétrécit la bouche, resserre les lèvres, et produit, contracté fortement, ce qu'on nomme *faire la moue*, et plus encore, il resserre les lèvres jusqu'à empêcher d'ouvrir la bouche, comme lorsqu'un enfant refuse obstinément de prendre un médicament.

Ce muscle sert aussi à diverses fonctions organiques dont nous n'avons pas à nous occuper, telles que la succion (action de sucer, de téter, etc.) ; dans la parole il donne les voyelles *o, u, ou,* les consonnes labiales *b* et *p,* etc.

Comme expression physionomique, il donne la bouderie, le dédain, le dégoût, la répugnance. Sur le vivant on sent la limite de ce muscle aux coins de la bouche dans le long pli oblique qui descend le long du nez, pli qui marque le rire et que nous nommons à cause de cela *risus* (du mot latin qui veut dire *rire*). — Voir aux plis et rides.

N° 4. L'ÉLÉVATEUR COMMUN DE LA NARINE ET DE LA LÈVRE SUPÉRIEURE. — Muscle curieux à connaître et à étudier, qui joue un grand rôle dans les expressions de physionomie. En effet, comme l'indique son nom, il a deux branches, l'une qui fait monter l'aile du nez, l'autre qui fait marcher en même temps la lèvre supérieure ; ce qu'on observe sur le vivant dans toute action énergique ou violente, de lutte, de colère, comme aussi dans tout acte de flair, de respiration d'odeur bonne ou mauvaise. Ce muscle sert à la fois à l'expression du sentiment comme à celle d'un besoin physique du goût et de l'odorat.

N° 5. LES DEUX ZYGOMATIQUES. — Allant tous deux de la barre zygomatique parallèlement et obliquement à l'angle de la bouche et remplissant tous les deux la même fonction, on les distingue par *grand* et *petit* zygomatique.

Voilà deux muscles de l'expression au premier chef ; ils adhèrent à la peau et servent à tirer et faire monter les coins de la bouche. Qu'on juge de leur valeur physionomique : ce sont ces deux muscles-là qui servent à marquer le rire ainsi que le sourire, les deux plus belles et plus précieuses expressions de la figure humaine. Y en a-t-il un employé au *sourire* et l'autre affecté plus spécialement au *gros rire ?* voilà ce qu'on ne peut savoir ; ce qu'il y a de bien significatif, c'est qu'ils sont gais, ces muscles-là ! — Au lieu de les désigner, par leur point d'attache, on ferait mieux de les appeler par leur fonction ces muscles aimables ; c'est ce qu'on fera quand ils seront mieux connus.

N° 6. LE CARRÉ DU MENTON ou *abaisseur propre de la lèvre inférieure.* — Nous devons préférer ce dernier nom qui indique la fonction, car pour la face, la fonction a plus d'importance que la forme du muscle. Cette fonction peut être ici plus organique qu'expressive. Ce muscle doit contribuer à ouvrir la bouche pour les besoins de l'alimentation. C'est aussi un muscle de forme, car il constitue la partie charnue du menton.

N° 7. LE TRIANGULAIRE DE LA LÈVRE INFÉRIEURE. — Il occupe le coin de la bouche par en bas et s'insère comme le précédent au bord de la mâchoire inférieure; son nom indique sa forme, parce que, large par en bas, il arrive en pointe à l'angle de la bouche, en montant s'insérer sur le maxillaire supérieur; il protège l'ouverture de la bouche et peut servir dans toute expression de faiblesse et d'abattement. Les mascarons de pleureurs qu'on sculpte sur les tombes donnent bien l'expression et le jeu de ce muscle.

N° 8. LE MASSÉTER. — Muscle dont le nom vient d'un mot grec qui veut dire *mâcher*, et en effet ce muscle non d'expression mais de force, de fonction, est le muscle qui sert à la mastication, à mordre, à serrer les dents. C'est le plus fort et le plus solide muscle de toute la face. Il s'insère à la base de la pommette et à la barre zygomatique et vient par en bas occuper toute la surface plate, en arrière, de l'os de la mâchoire. De forme comme de force, modeste chez l'Homme, il devient énorme chez les animaux carnassiers, aussi est-il l'indice, chez certains peuples sauvages dont la mâchoire est très développée et les lèvres fortes, de la bestialité et de la cruauté.

N° 9. LE TEMPORAL. — (Temporo-maxillaire de Chaussier). On le nomme aussi *crotophite,* de crotophos, qui veut dire *la tempe* en grec. Il s'attache à l'os temporal, passe devant l'oreille et va occuper la partie intérieure de la mâchoire inférieure sous le masséter, c'est encore un gros

muscle de force et nullement d'expression. Il aide le masséter dans la mastication, et on le voit se gonfler quand
l'homme mange ou broie quelque chose sous la dent. Il a
peu de valeur et d'importance pour l'art.

Nº 10. L'OCCIPITAL. — Le dernier dont nous donnons la
position est une faible couche musculaire placée à la base
du crâne, derrière la tête, en prolongement de la couche
aponévrotique qui recouvre le crâne sous les cheveux. Ce
muscle n'appartient pas à l'art et ne doit agir que dans
l'horripilation ou *chair de poule* qui fait dresser les cheveux
sur la tête.

*Complément des muscles de la face : ceux qui ne sont pas re-
présentés dans notre double dessin.*

Le *Sourcilier*, c'est le fronto-sourcilier de Chaussier.
Très petit muscle occupant la place des sourcils et les
faisant agir par une contraction qui les abaisse et les
rapproche vers le nez. Ces deux muscles occupent les
deux côtés du muscle pyramidal dont il va être parlé ci-
après; en se rapprochant ils donnent parfois à la figure
humaine les plus beaux effets de physionomie qu'on puisse
observer.

On peut dire que, comme fonction, le sourcilier est le
muscle par excellence de la pensée, du calcul, du travail
réfléchi bon ou mauvais, car, comme expression du sentiment, il exprime plutôt la tristesse, l'ennui, la contrariété.
Ce muscle présente si peu de surface que les anatomistes
négligent souvent de s'en occuper.

Le pyramidal du nez, autre petit muscle très peu visible,
placé sur l'os du nez entre les deux sourciliers et semblant

être une sorte de prolongement du muscle frontal, bien qu'il agisse dans un sens tout opposé à celui-ci, car tandis que le frontal fait monter la peau du front, celui-ci la fait descendre. Son exiguité fait que nous n'avons pas pu le montrer sur notre dessin. Sa principale fonction est de relier les deux muscles sourciliers et d'amener les sourcils vers lui sur le nez; c'est donc un muscle d'expression plus que de forme. Dans ses contractions il donne sur une belle tête de penseur une double ride (voir aux plis et rides) qui révèle toujours une haute intelligence; ce qui confirme encore une fois ce que nous avons dit que les facultés méditatives du cerveau en occupent la base.

Le triangulaire du nez. Le nez étant formé à sa partie haute d'un os, et à sa pointe ou partie basse, d'un cartilage, ce muscle se place entre les deux pour en couvrir la partie centrale ; il se meut à peine et est nul d'expression. Il n'est donc pas utile de s'y arrêter.

L'élévateur propre de la lèvre supérieure, gros muscle oblique, profond, épais, que l'on ne voit qu'à peine sur l'écorché et qui ne doit pas adhérer à la peau, et par conséquent ne pas non plus servir à l'expression. Il s'insère à l'os de la pommette et gagne la lèvre supérieure dans l'épaisseur de la joue. Il doit servir à faire monter la lèvre supérieure dans quelque mouvement énergique, mais non dans les expressions du sentiment.

Le triangulaire des lèvres, autre muscle de même nature que le précédent, placé sous le *masséter,* et servant encore à quelque grossière action de besoin, mais nullement au jeu de la physionomie; car, il ne faut pas oublier que la bouche sert à des fonctions multiples, qui n'ont pas toutes trait aux mouvements d'expression que recherche l'artiste : l'alimentation, la respiration, la dégustation, la mastication, la parole, le chant, le bâillement, etc., toutes ces fonctions s'accomplissent organiquement par la bouche ; il n'est pas étonnant qu'elle ait des muscles au service de tous ces besoins. Ce muscle-ci inséré au coude que fait la mâchoire inférieure, vient gagner les coins de la bouche ; il doit servir à l'ouvrir et à l'agrandir fortement dans les mouvements violents.

Le *buccinateur* (de buccina, *trompette*, latin) ainsi nommé parce que sa fonction est de gonfler les joues, comme quand on *sonne de la trompette*. Il se voit peu au dehors, mais, logé dans l'épaisseur de la joue, il a une fonction bien définie ; c'est encore utile à connaître pour l'art.

Enfin tous ces muscles faciaux existent sur tous les types humains et dans toutes les races, sans qu'il en puisse manquer un seul.

LES MUSCLES DU COU

GÉNÉRALITÉS

Les muscles du cou. — (Les mots *cou, col*, viennent de *collum*, latin). C'est la partie qui unit la tête au corps.

Dans les mesures de proportions (voir notre Prototype) le cou se joint au tronc; ici, en anatomie, on peut le faire marcher avec la tête.

Le cou, comme toutes les parties de l'Être humain, a un caractère qui le distingue de celui des animaux, c'est qu'il possède, grâce à la vertèbre *Axis* (voir au squelette), la propriété de tenir la tête droite, et de la faire tourner de tous côtés et horizontalement sans déranger le corps; rien de cela n'existe chez la bête.

Le cou possède un très grand nombre de muscles fins et déliés; mais pour l'art, le col humain n'offre d'intérêt que pour les trois que nous décrivons. Les muscles intérieurs et cachés ne sont pas à connaître.

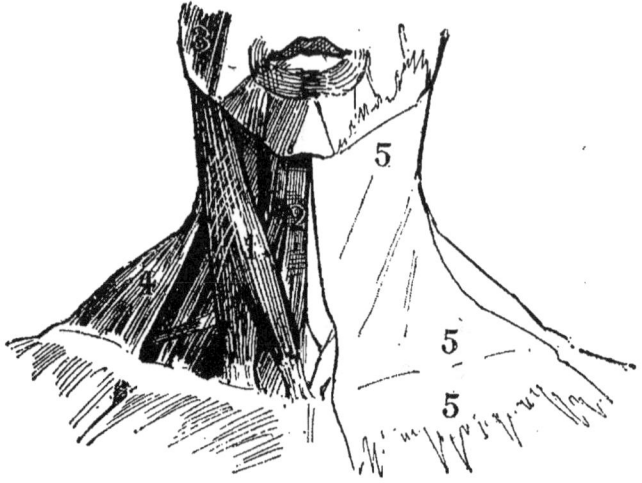

Fig. 41.

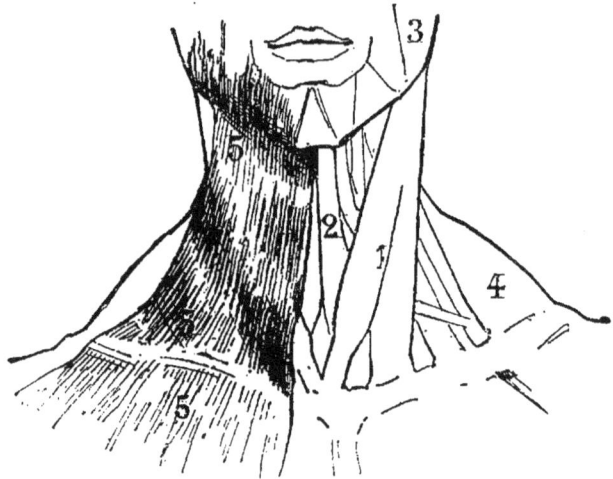

Fig. 42.

1. Le sterno-mastoïdien avec ses deux branches bien visibles par en bas.
2. Le sterno-hyoïdien.
3. Portion du masséter décrit à la face.
4. Portion du trapèze décrit au torse vu de dos.
5. Le grand muscle peaucier s'étendant du bas de la figure à la poitrine et recouvrant tout le côté du cou.

Remarque.

Sur une figure, c'est le peaucier qui a été dessiné ; sur l'autre, ce sont les muscles placés dessous.

DESCRIPTION

N° 1. LE STERNO-MASTOÏDIEN, dont le nom plus correct doit être d'après Chaussier *sterno-cléido-mastoïdien*, puisqu'il n'est pas nommé par sa fonction, ce que nous préférerions toujours, mais il est désigné par ses points d'attache. Il s'insère par en haut à l'apophyse mastoïde, cette saillie osseuse que l'on sent derrière l'oreille, et par en bas, à la clavicule (dont *cléide* est synonyme) et au sternum. Ce muscle se divise par en bas en deux branches parfaitement visibles sur le vivant, et dont la principale est celle qui vient directement au sternum.

Ce muscle, le plus important du cou, est l'un des plus connus de l'artiste et des plus intéressants à observer, car on le voit fonctionner d'une façon toute particulière : comme forme, ce sont les deux mastoïdiens réunis qui donnent au col humain cette belle forme en V avec le creux à la base entre les deux clavicules. Comme action, sa disposition oblique sert à faire tourner la tête du côté où le muscle se contracte ; mais, chose curieuse, dans ce mouvement du cou, c'est le muscle qui opère l'action quand la tête tourne, qui disparaît, tandis que celui qui n'agit pas se montre dans toute son étendue.

N° 2. LE STERNO-HYOÏDIEN, ainsi nommé parce qu'il s'attache au sternum et à l'os hyoïde ; les deux muscles sont rangés sur la médiane et descendent longitudinalement ; ils occupent l'interieur du V mastoïdien et donnent avec l'os ce qu'on appelle vulgairement *le gosier*. Ils servent à baisser la tête directement.

L'*omoplato-hyoïdien* est un long ruban musculaire inutile

à décrire pour l'art. Il existe aussi derrière la tête un fort
muscle, le *splénius* (cervico-mastoïdien de Chaussier), qui
sert avec le trapèze à tirer la tête en arrière et par conséquent à la faire lever en avant. Ce muscle est très fort sur
l'hercule antique. Il est aussi très développé sur l'ours et
le gorille.

N° 5. LE MUSCLE PEAUCIER, ou *grand peaucier*. — Voici
un muscle exceptionnel et tout à fait singulier ; son nom de
peaucier en indique la nature, car il ressemble à une peau
qui s'étend du pectoral à la bouche, en couvrant tout le
côté du cou et une grande partie du maxillaire inférieur ;
Chaussier le nomme *thoraco-facial*, parce qu'en effet il
relie le thorax à la face.

En partant de la face, on peut prendre ce muscle
comme étant la continuation des muscles superficiels de la
face, puisque tous *ils sont peauciers*. Ce muscle, dont les
anatomistes ne décrivent pas la fonction, doit avoir pour
but de servir de contrefort à la tête, et d'aider à la tourner
comme le sterno-mastoïdien ; mais tandis que celui-ci la
fait lever avec un mouvement de fierté, le peaucier la ferait
s'abaisser sur l'épaule et s'incliner comme dans les mouvements d'expression plaintive et langoureuse.

Si ce muscle, qui certainement consolide la tête sur les
épaules, est large et mince, comme on le voit, la raison
en est toute simple, c'est qu'il ne pouvait être gros et épais
comme les muscles ordinaires : il aurait dérangé les belles
formes du col humain. Ce n'est pas la seule fois que nous
faisons ces sortes de remarques, où l'on voit combien celui
qui nous a créés a pris souci de la question des formes
à donner au corps humain.

Sur la figure, à la hauteur de la bouche, on voit se dé-
tacher une partie de ce muscle. Quelques anatomistes ont

décrit cette partie sous le nom de *risorius de Santorini*, du nom de celui qui l'a découvert. Le nom de *risorius* vient du mot latin qui veut dire *qui fait rire;* on croit qu'il joue un rôle d'auxiliaire des deux zygomatiques et complète le rire, mais ce n'est pas prouvé.

Remarque : Ce muscle peaucier ne se voit pas sur la nature ; seulement parfois, sur certains vieillards très maigres, on le voit se dessiner parfaitement.

LES MUSCLES DU TORSE

(FACE ANTÉRIEURE)

GÉNÉRALITÉS

C'est le torse qui surtout renferme un grand nombre de muscles dont les beaux-arts n'ont que faire ; ceux de la vie organique, des voies respiratoires, des intestins, etc. Même pour le fonctionnement de la mécanique humaine, il se trouve, à la colonne vertébrale, au thorax, au bassin, nombre de muscles logés dans les *parties profondes* dont nous n'aurons pas non plus à nous occuper, bien qu'ils participent aux fonctions qui nous intéressent.

Quant aux muscles extérieurs et visibles du tronc, faisant à la fois *forme* et *fonction*, ils sont peu nombreux, mais tous sont d'une grande puissance et occupent une grande surface.

Ceux du devant sont au nombre de QUATRE : deux au centre, deux sur les côtés, et occupent deux régions : la région pectorale et la région abdominale.

Une remarque qu'on peut faire est que la Nature est essentiellement pudique ; nul des muscles servant aux fonctions de la vie organique ne se trouve visible à l'extérieur ; tous sont enfermés et cachés en dedans.

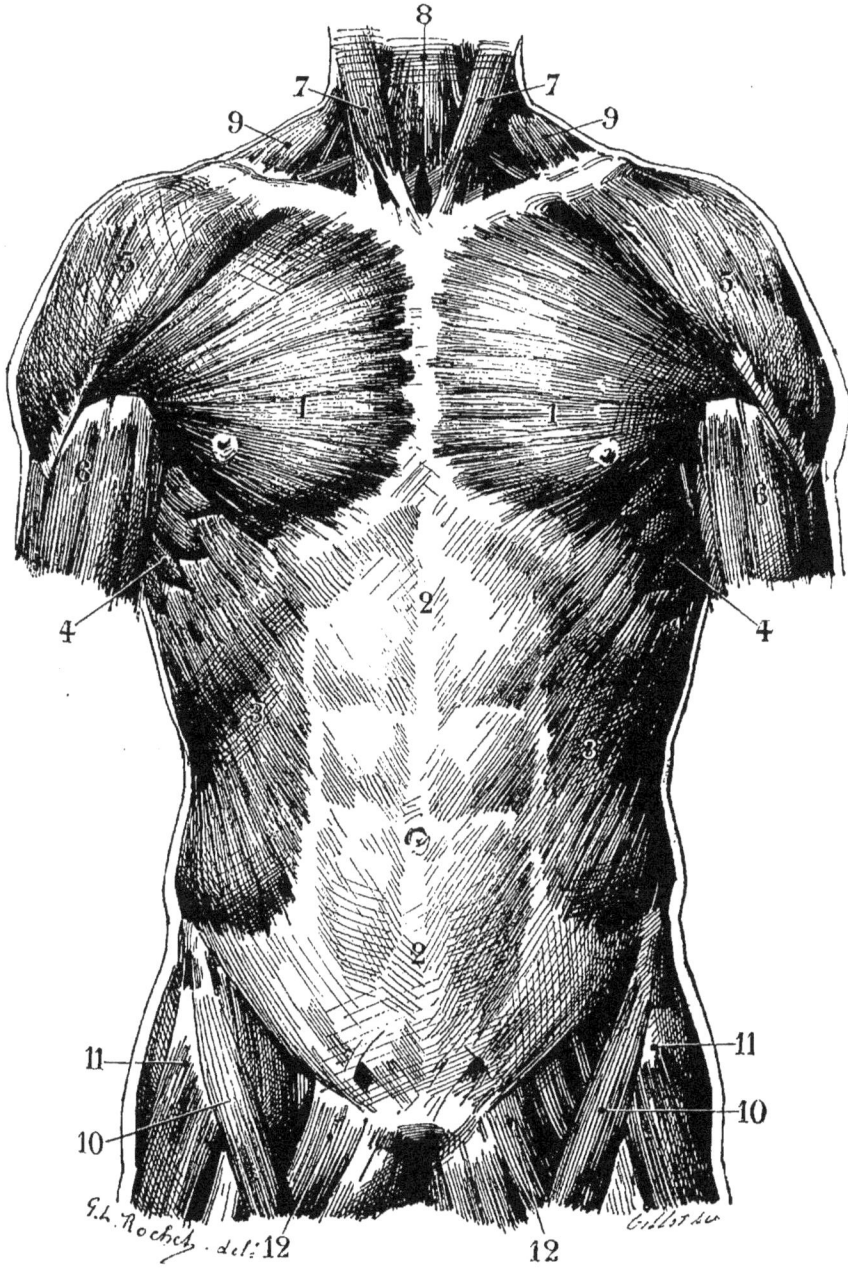

Fig. 43.

EXPLICATION DES MUSCLES DU TORSE (*face antérieure*).

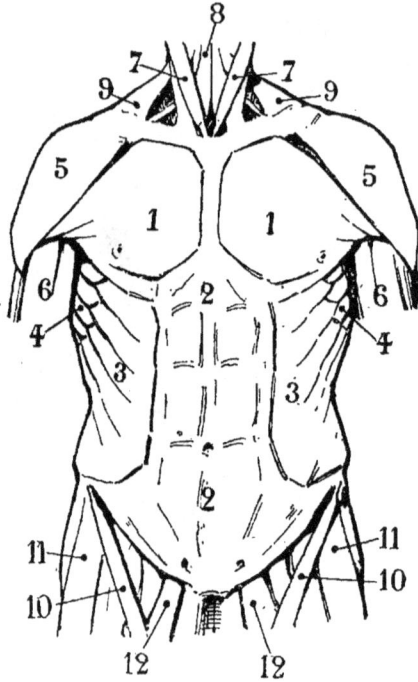

Fig. 44.

1. Le grand pectoral, ou les deux pectoraux.
2. Le droit abdominal, divisé en sections et recouvert de son aponévrose.
3. Le grand oblique.
4. La portion visible des dentelés.

———

5. Le deltoïde.
6. Portion du biceps.
7. Le sterno-mastoïdien.
8. Le sterno-hyoïdien.
9. Portion visible du trapèze.
10. Portion du couturier.
11. Le fascia lata.
12. Portion des autres muscles de la cuisse.

DESCRIPTION

N° 1. LE GRAND PECTORAL. (Pectoralis, de *pectus*, poitrine, latin). — (*Sterno-huméral* de Chaussier), parce qu'en effet il s'insère au sternum et à l'humérus, comme aussi par en bas aux cartilages des six premières côtes. Sa fonction est d'amener le bras sur la poitrine.

Nuls muscles ne sont plus connus de l'étudiant-artiste, que *les deux pectoraux*, qui donnent à la poitrine humaine sa belle forme, et semblent par là représenter, au plus haut degré, la noblesse et la dignité de l'Homme. Rien de comparable chez les animaux ; l'on peut dire qu'une poitrine large et des pectoraux bien développés sont l'indice le plus certain de la beauté corporelle chez un individu. Aussi les anciens accusaient-ils fortement ces deux muscles sur les statues de leurs dieux.

Chez la femme, ces muscles sont le siège des deux organes de l'allaitement, c'est-à-dire de la plus noble fonction d'une femme, celle de la mère nourrissant son enfant.

N° 2. LE GRAND DROIT ou *Droit abdominal.* — (Le *sterno-pubien* de Chaussier), parce qu'il recouvre tout le ventre et s'étend du sternum au pubis. Ce double gros muscle est établi en plein sur la ligne médiane, qu'il marque d'une ligne blanche aponévrotique. Transversalement, il présente aussi plusieurs sections blanchâtres. Ce grand et beau muscle est bien, comme le pectoral, un muscle de forme par excellence, car il sert à former toute la surface de l'abdomen ; sa fonction est d'abaisser directement le thorax sur l'abdomen et de ployer le corps, ou de remonter le bassin, si l'on est sur le dos ; et à cet effet, les diverses sections tendineuses lui donnent une grande force ; ce fonctionnement est donc des plus faciles à comprendre.

Dans sa partie haute ce muscle est attaché aux cartilages des 5°, 6° et 7° côtes. C'est la première section de ce gros muscle qui se montre si fortement accusée en arc sur les statues grecques. A la partie basse ou terminale du ventre, il donne un grand demi-cercle en sens opposé (1). Ses autres divisions se montrent aussi souvent sur les hommes ro-

(1) Gerdy (dans son *Anatomie des Formes*, page 145) paraît blâmer les artistes grecs d'avoir fait toujours dans leurs statues, un ventre plat, et une échancrure terminale très accusée. Il est vrai que sur nos modèles vivants nous ne trouvons jamais ce demi-cercle du bas du ventre si accusé : à qui

bustes et secs, mais tout ce beau muscle est bien vite déformé chez ceux qui ont le gros ventre, et rien n'est laid, disgracieux et repoussant chez l'homme mis à nu, comme la destruction des belles formes d'un abdomen musculaire, causée par le développement de ce ventre ballonné qu'on a la fâcheuse coutume, chez les gens habillés, de considérer comme une sorte de marque de distinction et de bonne prestance : quelle grosse erreur devant la Nature (1) !

N° 3. LE GRAND OBLIQUE (*obliquus*, latin). — On le nomme aussi *oblique externe, oblique de l'abdomen*. On compte, en anatomie générale, plusieurs muscles de ce nom placés sur les côtes. Le grand est le seul important à connaître pour les arts, c'est le *costo-abdominal* de Chaussier. Il s'insère à la crête iliaque, et va rejoindre les côtes en s'entre-croisant avec *les dentelés* dont il va être parlé. Ce qui caractérise les fibres de ce muscle, c'est qu'elles agissent bien dans le sens *oblique* pour faire tourner le torse sur lui-même, en infléchissant le thorax sur le bassin, ce qui donne un des plus beaux mouvements connus du corps humain.

Ce muscle est bien un *muscle de forme*, puisque, à sa partie basse il forme *les hanches*, dessine *la taille*, et

---

s'en prendre ? — Il me paraît difficile d'en faire un reproche au bel art grec, qui ne reproduisait que des hommes jeunes et vigoureux et chez qui tout était muscle sous une peau très résistante ; la vraie perfection des formes doit donc être chez eux, et non sur nos modèles.

(1) Il y a trois sortes de gens dans notre société qui devraient avoir honte de porter un gros ventre parce qu'ils ont une responsabilité morale envers les autres ; c'est le prêtre, le magistrat, le chef militaire : le prêtre, parce qu'il enseigne l'abstinence ; le juge, parce qu'il décide du sort des malheureux que la faim le plus souvent a poussés au mal ; le chef d'armée, parce qu'il y perd une partie notable de son activité physique.

On ne flétrit pas assez, et comme il le mérite, ce signe trop apparent d'une dégradation corporelle.

marque le contour des flancs du corps humain. La ceinture chez les femmes le coupe par le milieu et tend à le déformer.

N° 4. LE GRAND DENTELÉ, ou simplement *les dentelés.* — Le nom indique ce qu'est ce muscle, qui a des dents, ou qui est découpé en forme de dents. Chacune de ces dents, au nombre de neuf, s'attache à une des côtes supérieures par devant (fig. 45).

Par derrière, ces dents se réunissent en un faisceau qui s'insère au bord spinal ou inférieur de l'omoplate, qu'il fait basculer pour aider à porter le bras en haut et en avant.

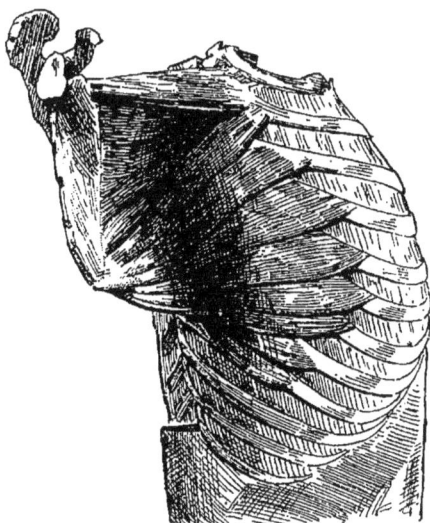

Fig. 45.

Sur le vivant, ces muscles se voient très bien sur les deux côtés de la poitrine, et sont très connus de nos statuaires. Seulement il ne s'en présente que quelques dents qui s'entre-croisent avec les fibres du grand oblique agissant en sens opposé.

Le nom que lui donne Chaussier est *costo-scapulaire,* ce qui montre bien son attache aux côtes, et son entière puissance sur les mouvements du bras. Il agit aussi sur la respiration, mais ce n'est pas notre affaire.

Sur les beaux antiques, les dentelés visibles se montrent souvent jusqu'au nombre de cinq.

LE TORSE VU DE DOS

GÉNÉRALITÉS

Cette grande portion de notre Être s'étend de la tête aux cuisses. Elle prend sa forme dans celle que donne le squelette.

Cet ensemble se divise en quatre régions, qui sont :

1° *La partie cervicale*, ou la nuque ;

2° *La partie dorsale*, ou le dos ;

3° *La partie lombaire*, ou les reins ;

4° *La partie sacro-fémorale*, ou les fesses proprement dites.

Deux parties saillantes, alternées de deux parties rentrantes, en forment le caractère, ce qui donne au profil du torse humain une grâce et un galbe de la plus rare perfection. C'est la colonne vertébrale qui est l'arbre de cette forme et le support de tout l'ensemble (voir à la première partie, la *colonne vertébrale*).

A ce dos se rattache la question de l'épaule, une des plus compliquées de la mécanique humaine.

La partie inférieure du tronc, celle comprenant les muscles grands et moyens fessiers, nous en renvoyons l'étude avec celle des cuisses auxquelles elle se rattache plus intimement.

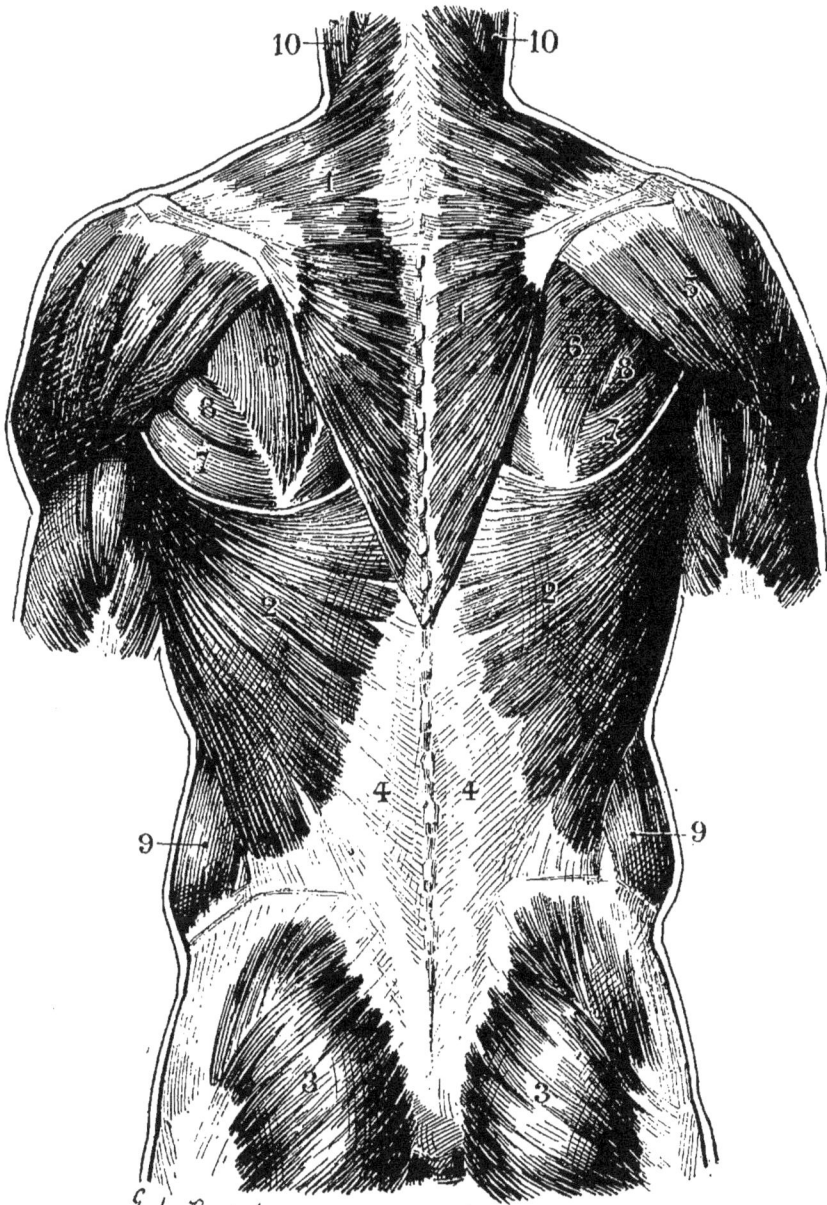

G. l. Rochet . del.

Fig. 46.

EXPLICATION DES MUSCLES DU TORSE (*face postérieure*).

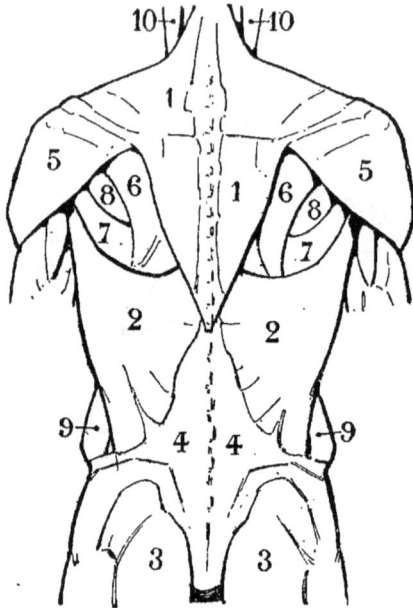

1. Le grand trapèze.
2. Le grand dorsal.
3. Le sacro-fémoral, ou muscle grand fessier.
4. L'aponévrose recouvrant la masse charnue des reins, ou sacro-lombaire.
5. Le deltoïde.
6. Le sous-épineux.
7. Le grand rond.
8. Le petit rond.
9. Portion tournante du grand oblique (voir au torse par devant).
10. Portion du sterno-mastoïdien (voir au cou).

Fig. 47.

DESCRIPTION

Nº 1. LE TRAPÈZE (*Trapézios*, grec). — Muscle *dorso-sus-acromien* de Chaussier. Grand muscle occupant toute la partie supérieure du dos, dont le nom indique la forme. Il est placé sur la ligne médiane et par conséquent unique. Il s'attache en un grand nombre de points aux vertèbres dorsales, à l'occiput, à l'acromion, à la clavicule. Il sert à la double fonction d'élever l'épaule et de la tirer en arrière ; il permet à l'Homme de lever la tête vers le ciel en la tirant par derrière.

Ce muscle énorme est curieux à observer sur l'hercule antique, type de forme musculaire à peu près perdu pour

nous. Sur l'hercule, le trapèze et les muscles sous-
jacents du cou envahissent tellement la nuque, qu'ils
absorbent le derrière de la tête au point de ne plus voir
l'occiput.

Ce muscle tout à fait superficiel et entièrement visible
sur tout homme robuste, est bien un *muscle de forme*
pour le centre du dos ; il occupe tout le dessus de nos
épaules.

N° 2. LE GRAND DORSAL (de dorsum, *dos*, latin). — Nom
qui indique qu'il est bien un muscle du dos, et un muscle
double et des plus importants. On le nommait autrefois
le très large du dos, parce qu'en effet ces deux muscles
réunis occupent une très grande surface. C'est *le lombo-
huméral* de Chaussier, ce qui montre qu'il s'attache aux
vertèbres lombaires par en bas, et cela à l'aide d'une forte
aponévrose, ainsi qu'à la crête iliaque et au sternum,
tandis qu'en haut, par une longue pointe, il vient occuper
un côté de l'aisselle et va se terminer par un solide tendon
au bord postérieur de l'humérus.

Placé au-dessous du trapèze et des deux côtés des flancs,
ces deux forts muscles enveloppent les côtes près des
dentelés, ce qui montre que la partie inerte de leurs fonctions est de soutenir et fortifier le thorax, tandis que sa
partie active est d'abaisser le bras en le tirant en arrière ;
la position oblique de ses fibres l'indique positivement.
Aussi c'est grâce à ce muscle que l'Homme peut mettre les
mains au dos. De plus, quand les mains sont fixées à
quelque chose d'en haut, ce muscle aide à soulever tout
le poids du corps. Il se montre aussi par devant ; c'est le
bord de ce muscle qu'on voit d'un côté de l'aisselle faisant pendant au pectoral quand le bras est levé (voir à la
figure).

Enfin, enveloppant lout le dos sous les épaules, ces deux muscles, qui sont bien *des muscles de forme*, dessinent la plus grande partie de l'extérieur du torse humain quand il est vu par derrière.

N° 4. LA MASSE CHARNUE DES REINS, ou *masse musculaire*, sacro-lombàire, occupant toute la cavité des reins. — Elle est formée des muscles *sacro-lombaires, long dorsal* et *sacro-spinal*. Tous ces muscles, et d'autres encore, étant complètement recouverts par le grand dorsal et ne se voyant pas au dehors, nous ne les aurions même pas cités, car il importe de ne pas encombrer le cerveau de l'artiste de choses qui lui sont inutiles, mais ils comblent le vide des reins (voir le squelette), et ce vide est considérable.

De plus, ces muscles jouent un rôle important qu'il faut faire connaître ; ils aident puissamment l'Être humain à se tenir debout et à accomplir sa station d'animal bipède. Ils agissent aussi fortement dans tous les exercices du corps. Les clowns qui s'habituent à plier leur corps, et à le renverser en arrière, doivent en user abusivement.

Naturellement ces muscles prennent leur insertion en bas, au bassin, au sacrum et à l'os coxal ; par le haut, au thorax, aux vertèbres, aux côtes. Le mal que l'on nomme vulgairement *effort*, ou *tour de reins*, doit être une courbature ou contusion produite dans les muscles de toute cette région.

N°ˢ 5-6-7-8. LES MUSCLES DE L'ÉPAULE. — Ces muscles, visibles sur notre figure, sont au nombre de quatre, dont trois ne se montrent que pour une partie sur la nature vivante, cachés qu'ils sont sous le trapèze et le grand dorsal. Ce sont les muscles *le sous-épineux* n° 6, *le grand rond* n° 7, *le petit rond* n° 8. Ils s'attachent à la tête de l'humérus et à la base de l'omoplate et font tourner le bras en arrière. Le *Rhomboïde* (de rhombos, *losange* et de éidos, *forme*, grec); ce muscle, quoique très important, est si peu visible extérieurement que ce n'est pas la peine de s'y arrêter. Tous concourent aux mouvements si nombreux et si variés de l'épaule. Ils ont peu de valeur dans la forme au repos, mais on les voit très bien fonctionner quand le bras agit fortement, comme dans la lutte par exemple ; aussi vaut-il mieux les observer sur le vivant que sur l'écorché.

LE MEMBRE SUPÉRIEUR

BRAS. — AVANT-BRAS. — MAIN

GÉNÉRALITÉS

Le membre supérieur représente la partie la plus fine, la plus détaillée qu'on puisse étudier en anatomie des muscles après la face. Le nombre des muscles en est très grand et ils sont tous très visibles.

Mais la grosse étude à faire de cette partie de nous-mêmes, c'est d'observer et de bien comprendre le mouvement du radius sur le cubitus (Voir aux os), cet os tournant ou pivotant autour de l'os du coude. Nous engageons tout artiste soucieux de connaître les belles choses de la mécanique humaine, d'observer sur lui-même comment il fait tourner sa main.

C'est aussi sur ce membre qu'on peut observer et comprendre le mieux l'effet produit par les trois sortes de muscles : les *fléchisseurs*, les *extenseurs*, les *rotateurs*. Les fléchisseurs amènent la main vers la tête ; les extenseurs font étendre ou allonger le bras ; les rotateurs font tourner soit l'épaule, soit le coude, soit le poignet.

Enfin, tous ces muscles sont des *muscles de forme*, étant tous visibles, au moins par un côté ; ils dessinent le membre et s'isolent bien les uns des autres, tous étant enfermés dans une gaine ligamenteuse qui les sépare. D'après Gerdy, sur vingt muscles de l'avant-bras, on en compte jusqu'à seize contenus dans une gaine aponévrotique ou ligamenteuse.

LES GAINES APONÉVROTIQUES

QUI ENTOURENT LES MUSCLES DU BRAS ET LES ISOLENT
LES UNS DES AUTRES

Voici celles visibles par devant.

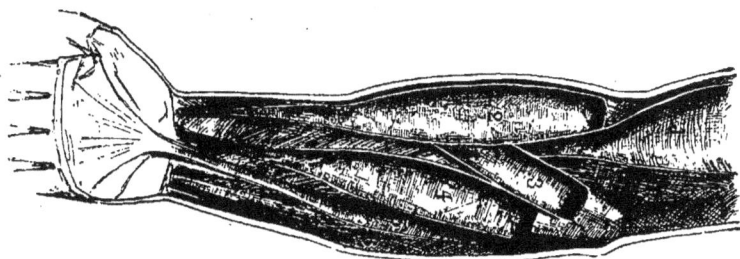

Fig. 48.

1. La cavité du biceps.
2. La cavité du long supinateur.
3. La cavité du rond pronateur.

4. La cavité du grand palmaire.
5. La cavité du palmaire grêle.
6. La cavité du cubital antérieur.

Remarque.

Il y a des gaines semblables aux muscles des jambes.

Les muscles de ce membre sont aussi des muscles *de force* et *d'action* et souvent même très énergiques ; ils sont donc aussi utiles à connaître pour représenter le repos que pour représenter le mouvement.

GÉNÉRALITÉS (suite)

Ce membre se compose de *quatre parties principales :*

1° *L'épaule* (*scapula*, latin ; *osmos*, grec). — Les os qui concourent à la former sont au nombre de *trois*, les muscles au nombre de six. L'épaule appartient au thorax, ainsi que le bras.

2° *Le bras* (*brachium*, latin ; *brachios*, grec). — En usage on appelle *bras* le membre entier, de l'épaule à la main, mais en anatomie on désigne sous le nom de *bras* la seule partie comprise entre l'épaule et le coude, l'autre partie se nomme *avant-bras.* Le bras n'a qu'un seul os, *l'humérus ;* il a quatre muscles. Le coude appartient aux deux parties (1).

3° *L'avant-bras.* — Partie du bras qui s'étend du coude à la main. Quelques anatomistes le nomment *cubitus,* du nom de son os principal qui forme le coude ; l'autre os se nomme le radius (voir au squelette) ; on lui compte vingt muscles, dont les arts n'observent que les principaux et les plus visibles (2).

4° *La main* (*manus*, latin, *chéir*, grec). — Celle-ci se compose à son tour de trois parties. 1° *Le poignet*, nom vulgaire, *carpe*, nom scientifique (*carpus*, latin, *carpos*, grec). 2° *Le métacarpe* de (méta, *après*, carpos, *carpe*, grec) ; le métacarpe n'a pas de nom vulgaire pour le dessus de la main ; *la paume* de la main en désigne l'intérieur. 3° Les doigts (*digitus*, latin au singulier, *dactylos*, grec), les doigts à leur tour se divisent en phalanges, phalangines, phalangettes ; le pouce n'a pas de phalangine.

---

(1) On pourrait le nommer *Bras huméral.*
(2) On pourrait le nommer *Bras manual* (*manualis*, latin) (bras de la main).

LES MUSCLES DU MEMBRE SUPÉRIEUR

OU BRAS ENTIER

(Face antérieure. — Muscles fléchisseurs.)

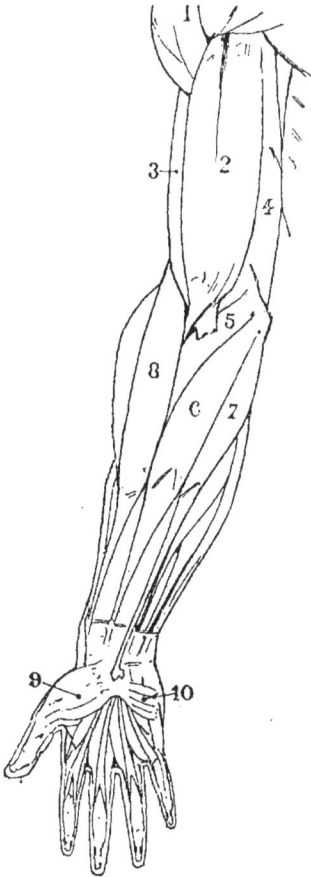

Fig. 49.

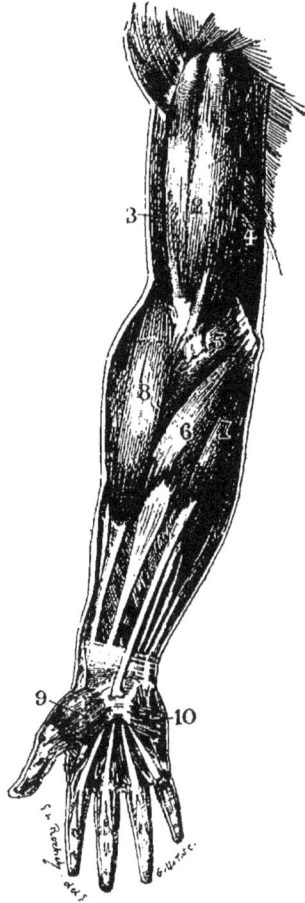

Fig. 50.

Bras.

1. Le deltoïde.
2. Le biceps huméral.
3. Le brachial antérieur.
4. Le coraco-brachial.

Avant-bras.

5. Le rond pronateur.
6. Le grand palmaire.
7. Le palmaire grêle.
8. Le long supinateur.

Main.

9. L'éminence thénar.
10. L'éminence hypothénar.

LE BRAS PROPREMENT DIT

(Explication des figures 49 et 50.)

N° 1. Le deltoïde. — Le deltoïde est le premier muscle du bras et l'un des plus connus; son nom vient de la lettre grec *delta*, sorte de triangle, et de éidos, *forme* (voir bien la forme à la figure 55, page 158); c'est un muscle de forme et d'action par excellence, occupant le haut du bras et formant la limite supérieure du corps humain; il dessine aussi bien le torse aux épaules que le bras lui-même. C'est le muscle le plus important de l'élévation du bras. Il s'insère à l'omoplate au crochet qu'on nomme l'acromion, à la clavicule et enfin à l'humérus qu'il fait manœuvrer et qu'il soulève. Rien n'est connu comme la forme et la fonction de ce muscle. La grosseur du deltoïde est toujours l'indication d'un beau bras, surtout quand le bras est terminé par un poignet étroit et une main fine. M. Ingres affectionnait les gros deltoïdes, ce qui est une preuve de l'excellent goût qu'il avait des formes.

Mon frère a vu à Bahia (Brésil) des négresses du groupe des Minas, qu'il considérait comme les plus belles femmes de la terre; elles avaient les bras superbes dont je parle, avec de forts deltoïdes. Nous avons dit que les muscles pectoraux amenaient les bras vers la poitrine, les deltoïdes les portent vers la tête.

N° 2. Le biceps, ou *biceps brachial* (de bis, *deux* et de caput, *tête*, latin). — Ainsi nommé parce que par le haut il se fend en deux attaches, deux têtes, et s'attache à l'humérus uni à l'omoplate; par en bas il s'insère au radius; de là son nom de scapulo-radial donné par Chaussier.

Ce muscle placé sur le devant du bras est complètement visible comme forme; bien développé, il constitue
une des belles parties du bras. Son mouvement de contraction est très facile à suivre, aussi est-il très connu
des artistes et des gymnasiarques. Dans la contraction
il se gonfle et acquiert une dureté tout à fait extraordi-
naire. Il sert à amener l'avant-bras sur le bras, surtout
quand on serre le poing, et en faisant agir les fléchisseurs de l'avant-bras.

De plus, quand les mains sont fixées à quelque point
élevé, le corps étant suspendu, il aide puissamment à le
faire monter. Nous ne saurions trop recommander d'observer l'effet de la contraction de ce muscle sur soi-même ;
on verra combien il prend de force et quelle dureté il
acquiert au toucher. C'est le muscle qui présente au plus
haut degré ce phénomène.

N° 3. LE BRACHIAL ANTÉRIEUR (de brachium, *bras*, latin),
muscle à moitié effacé, placé entre le biceps et le triceps,
il est comme dans un enfoncement; se voit peu au dehors
et concourt peu à donner de la forme au bras. Il aide le
biceps à amener l'avant-bras sur le bras. C'est un
auxiliaire.

N° 4. LE CORACO-BRACHIAL, muscle d'assez peu d'importance, qu'on ne voit que quand le bras est levé, car il
occupe l'intérieur du bras, derrière le biceps. Sa fonction
est de porter le bras en avant et de l'amener vers le corps;
il s'ensuit que quand il fonctionne, il cesse d'être visible ; le
nom de *coraco* est emprunté à l'apophyse coracoïde qu'on
trouve sur l'omoplate ; il vient d'un mot grec qui veut dire
corbeau; il était employé aussi par Galien, c'est pourquoi il
est maintenu dans la science. Ce muscle joue un faible
rôle dans la forme donnée au bras.

L'AVANT-BRAS

N° 5. LE ROND PRONATEUR, muscle de forme, assez court, placé à l'intérieur de l'avant-bras près du coude, et dans un sens oblique, ce qui indique qu'il fait tourner l'avant-bras et porter la main en avant. Il s'insère à l'épitrochlée (poulie placée au condyle de l'humérus) et au radius. Il sert à la pronation, c'est-à-dire à la rotation de la main du dehors en dedans, phénomène qu'accomplit le radius sur le cubitus.

Nᵒˢ 6 et 7. LE GRAND PALMAIRE ET LE PALMAIRE GRÊLE. — Deux muscles qui sont placés à l'intérieur de l'avant-bras et viennent immédiatement après le rond pronateur; ce sont bien des muscles de forme, car ils servent à dessiner le contour de cette partie charnue en faisant pendant au *long supinateur* qui est de l'autre côté. Le nom de ces deux muscles leur vient du mot latin *palma*, qui veut dire *paume de la main*, parce qu'en effet ils agissent sur la paume de la main en la faisant fléchir sur l'avant-bras. C'est en partant de l'épitrochlée qu'ils descendent tous deux jusqu'au dedans de la main et qu'ils font fléchir le poignet. Il n'y a pas de beau bras d'homme sans une forte saillie à la place qu'ils occupent.

N° 8. LE LONG SUPINATEUR. — Beau et fort muscle de l'avant-bras, prenant son point d'insertion sur l'humérus et venant obliquement faire saillie sur l'avant-bras dans sa partie externe, en faisant pendant, comme nous l'avons dit, au *grand palmaire*. Son nom lui vient du verbe latin *supinare*, qui veut dire se coucher sur le dos, se renverser, parce qu'en effet la fonction de ce muscle est de renverser la main, de la coucher.

LA MAIN

La main humaine se fait remarquer par ses muscles de
l'intérieur ou de la paume plus que par ceux de l'exté-

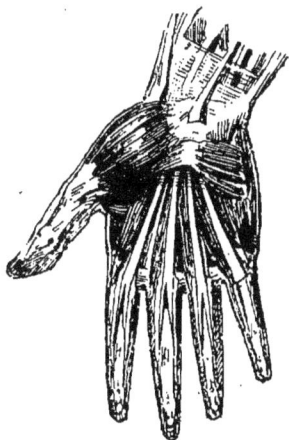

Fig. 51. (Face intérieure.)   Fig. 52. (Face supérieure.)

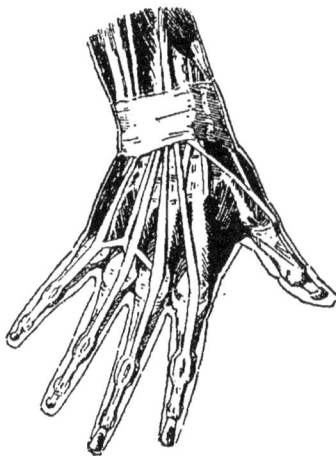

rieur, qui sont peu nombreux et ont peu d'action. En effet,
nous ne faisons rien avec le dessus de notre main, il ne
nous sert qu'à étendre les doigts, et cette action est plus le
produit des muscles extenseurs, logés dans l'avant-bras,
que ceux propres de la main.

Tandis qu'à l'intérieur de la main, c'est là que nous
accomplissons tous nos actes de préhension, de toucher,
de palper, de tâter, de manier, de caresser, de gratter,
de frotter, et tous nos faits d'adresse, de prestidigitation,
de manipulation de toute nature.

Deux muscles principaux, ou faisceaux de muscles,
sont à signaler comme forme et comme action au dedans
de la main. Ces muscles sont ceux que les anatomistes
ont désignés sous le nom de *éminence thénar* et de

éminence hypothénar ; ces deux muscles donnent toute l'é-
paisseur au métacarpe.

Le mot *thénar* vient du grec et veut dire *paume de la
main* ou *plante du pied.* Le mot *hypothénar* veut dire l'opposé. L'éminence thénar représente plusieurs muscles,
courts, abducteurs et fléchisseurs, environnant le pouce
et le faisant mouvoir en avant comme en arrière. L'éminence hypothénar occupe l'intérieur de la main du côté
du petit doigt, elle est formée de courts muscles faisant
mouvoir les quatre doigts ; ce sont des fléchisseurs, plus
un qui a une action particulière réservée au petit doigt. —
Voir soi-même comment les choses se passent sur notre
propre main. Du reste, tout artiste qui a sérieusement
dessiné une main arrive à connaître une partie de ces
choses sans le secours de l'anatomie.

LES MUSCLES DU MEMBRE SUPÉRIEUR

(Face postérieure. — Muscles extenseurs.)

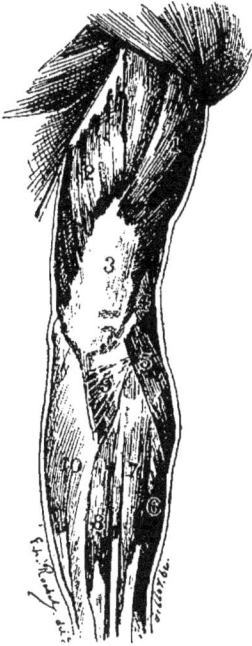

Fig. 53.

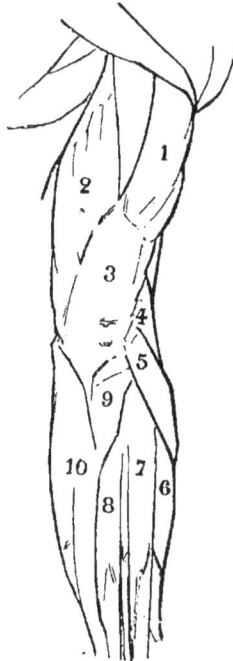

Fig. 54.

Bras.

Le triceps ou *extenseur du coude* occupe tout ce côté du bras.
1. La partie externe du triceps.
2. La partie interne du triceps.
3. L'aponévrose du triceps rattachant ce fort muscle au coude.
4. Portion du long supinateur (voir à l'autre figure, bras devant).

Avant-bras.

5. Le premier radial externe.
6. Le second radial externe.
7. L'extenseur des doigts.
8. Le cubital postérieur.
9. L'anconé.
10. Le cubital antérieur.

LE BRAS PROPREMENT DIT

(Explication des figures 53 et 54.)

N°s 1, 2, 3. LE TRICEPS BRACHIAL, qui a trois têtes, c'est-à-dire que la partie supérieure est formée de trois faisceaux distincts; Chaussier le nomme *scapulo-huméro-olécranien*. Ce muscle, assez court, un peu oblique et placé en dehors sous le deltoïde, est très apparent sur tous les bras beaux et robustes, même à l'état de repos; c'est donc un muscle de forme. Il agit dans un sens opposé au biceps, et concourt à l'extension du bras en tirant à lui le coude auquel il est attaché : on le nommait autrefois *extenseur du coude*, *extenseur de l'avant-bras*, noms qui expliquaient parfaitement sa fonction, et qu'on ferait bien de lui restituer.

Il se termine par une forte aponévrose qui le rattache au coude et lui donne une grande force pour chasser le bras en avant. —' N° 4. Voir à la figure 50.

L'AVANT-BRAS

N°s 5, 6. LE PREMIER RADIAL ET LE SECOND RADIAL. — Deux muscles qui viennent remplir et compléter la fonction qui est d'étendre la main, de la renverser et d'allonger les doigts. Ils complètent la forme du bras de ce côté en même temps que sa fonction.

N°s 7, 8. L'EXTENSEUR COMMUN DES DOIGTS, L'EXTENSEUR PROPRE DU PETIT DOIGT, LE CUBITAL POSTÉRIEUR. — Trois muscles placés à côté les uns des autres, occupant la partie centrale et supérieure de l'avant-bras; ils contribuent assez peu à la forme, et nous ne les signalons qu'à cause de leur fonction qui chez l'un est d'étendre les quatre doigts et d'allonger la main, chez l'autre montre que le petit doigt que nous faisons mouvoir isolément, a bien son muscle propre et séparé. Et enfin le troisième qui sert aussi à étendre et allonger la main ; et tout cela en faisant voir parfaitement les tendons de ces muscles sur le dessus de la main.

N° 9. L'ANCONÉ (*Anconeus*, latin). — Il y a plusieurs muscles de ce nom, mais un seul est légèrement visible ; c'est un petit muscle transversal du coude qui sert au mouvement tournant du bras.

N° 10. LE CUBITAL ANTÉRIEUR. — Placé à côté des deux muscles précédents, celui-ci complète la masse charnue qui amène la main sur l'avant-bras ; c'est donc plus un fléchisseur qu'un extenseur ; il a assez d'importance et se voit très bien partout quand le bras est levé, car sur le bras baissé il est presque caché par le corps. Amenant la main en avant, ce muscle est un auxiliaire du biceps.

Complément des planches précédentes.

LE LONG FLÉCHISSEUR DES DOIGTS, LE LONG FLÉCHISSEUR DU POUCE. — Deux muscles qui ne se voient qu'à peine, cachés qu'ils sont derrière les tendons des autres muscles, c'est pourquoi nous ne pouvions les représenter ; ils n'agissent pas sur la forme du bras, mais leur action est très importante, car ce sont eux qui se prolongent par leurs tendons dans nos doigts et font fermer la main.

Les trois muscles du pouce.

LE LONG ABDUCTEUR, LE COURT EXTENSEUR, LE LONG EXTENSEUR. — Ils sont fort courts et se tiennent près du

poignet, ne méritant d'être mentionnés qu'à cause de leur
fonction qui est très importante, parce que c'est à cause
de ces muscles que la main humaine possède un pouce
libre et opposable au reste de la main, ce qui est un des
grands signes de la perfection de la main et lui procure
sa valeur et son adresse.

LE LIGAMENT ANNULAIRE DU CARPE est à mentionner ici,
parce qu'il sert comme un anneau à retenir en place les
nombreux tendons qui font mouvoir les doigts; cet anneau
est placé autour du poignet, c'est un bracelet anatomique.

TROISIÈME ASPECT DU BRAS

(Le bras pendant.)

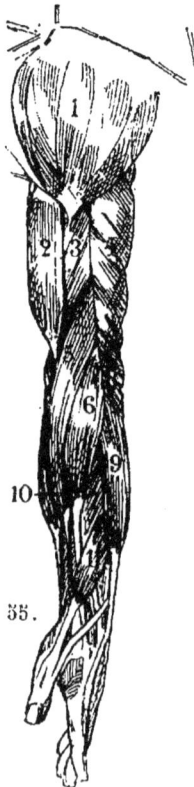

Fig. 55.

1. Le deltoïde ; ce muscle se voit
   bien ici dans toute sa forme.
2. Le biceps huméral, vu de profil.
3. Le brachial antérieur.
4. Le triceps brachial; ne montre
   qu'une partie.
5. Le long supinateur; beau et fort
   muscle desservant parfaitement l'avant-bras.
6. Le premier radial externe.
7. Le second radial.
8. L'anconé; on voit bien par l'état
   de ses fibres qu'il sert à faire
   tourner le bras.
9. L'extenseur commun des doigts;
   on voit bien par ses tendons
   qu'il sert à faire allonger la
   main.
10. Le grand palmaire.
11. Le long abducteur du pouce,
    très visible et très compré-
    hensible, sa fonction étant de
    redresser le pouce et de l'écar-
    ter des doigts.

QUATRIÈME ASPECT DU BRAS

(Le bras levé.)

1. Le grand pectoral.
2. Portion du grand dorsal, muscle du dos.
3. Les dentelés, qui se voient très bien dans cette position.
4. Portion du deltoïde.
5. Le biceps.
6. Le brachial antérieur.
7. Le coraco-brachial.
8, 9. Deux portions du triceps brachial ou extenseur du coude.
10. Le cubital antérieur.
11. Le palmaire grêle.
12. L'anconé.
13. L'extenseur des doigts.

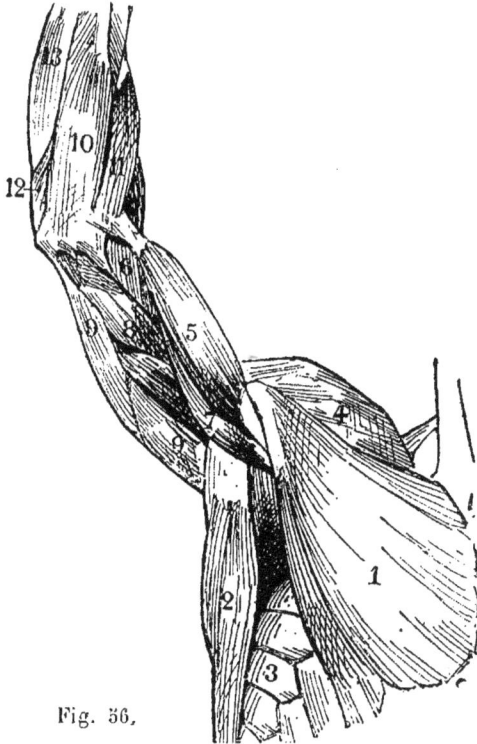

Remarque.

Cette figure et la précédente étaient nécessaires pour compléter l'étude du bras sur ses quatre faces.

Fig. 56.

Remarques anthropologiques sur la main et son emploi.

La main étant un instrument de travail, une main ne vaut chez l'individu que ce que vaut la tête qui la dirige. Il y a des mains *bêtes* comme il y a des figures *stupides ;* et je ne sais pas si, comme emploi, il n'y a pas plus de différence entre l'action de telle main d'homme et de telle autre main, entre la main par exemple du violoniste Paganini et celle du casseur de pierres, qu'entre la main de ce dernier et celle du grand singe.

Côté artistique. — Il y a aussi dans les œuvres d'art des mains *idiotes* et des mains *intelligentes* ou *gracieuses*. David d'Angers, ce talent plein d'inégalités, faisait toujours à ses personnages des mains intelligentes; Delacroix, dans ses tableaux, a des mains d'une maladresse incroyable, ce qui montre bien la négligence que cet artiste (éminent à d'autres titres) a toujours eue pour la forme à donner aux choses.

Quoi qu'il en soit, dans l'art comme dans la réalité, la main humaine peut prendre cinquante formes ou aspects différents que le dessin doit savoir reproduire. La main, c'est la vie physique, c'est l'action humaine résumée en un petit objet.

Aucune autre partie du corps ne représente une aussi grande variété de mouvements. La tête elle-même, si belle, si riche d'expression, ne se montre bien réellement que sur deux aspects : la face et le profil.

De l'usage de la main. — Il y aurait beaucoup à dire sur l'emploi que nous faisons de nos mains : notre éducation est loin d'être faite sur ce point. On apprend à nos enfants à ne 'se servir que d'une seule main, et on laisse l'autre dans le plus complet abandon; — pourquoi cela? — comme si devant l'anatomie il y avait une différence entre un bras et l'autre bras, entre une main et l'autre main ; comme si les deux mains, comme les deux pieds, n'étaient pas établis dans la plus complète parité. Encore un signe qui place l'homme élevé en société au-dessous de la bête, laquelle ne connaît pas ces différences.

Pourquoi entretenir un tel discrédit à l'égard de la main gauche? Et voyez comme notre éducation physique est défectueuse ; ainsi de quatre membres que nous avons nous ne savons bien ne nous servir que d'un seul. (Voir aux remarques faites sur le pied.)

C'est encore un bon point donné au singe dit QUADRU-
MANE par nos adversaires.

L'anthropozoaire ou anthropoïde sur son arbre est si
adroit, avec ses quatre membres dont il se sert indistinctement et auxquels les singes d'Amérique en ajoutent encore
un cinquième, *la queue* qui est *prenante*. Et nous, l'Être
supérieur, si fiers de notre état de civilisation, nous nous
rendons volontairement maladroits de trois membres par
éducation.

Et si je voulais citer des exemples, on serait honteux
d'y penser. N'y a-t-il rien de plus triste à voir pour l'observateur quelque peu intelligent, que la manière dont
un Français, encore de nos jours, mange avec sa four-
chatte, ou la façon dont la femme du monde s'y prend
pour couper ses ongles?

J'étais gaucher dans ma jeunesse, comme le peintre
Henri Regnault et comme tant d'autres que je pourrais
citer. Eh bien, j'ai passé ma vie à m'en corriger, ou plutôt
à me servir indistinctement des deux mains dans les travaux que j'ai faits : ce qui m'a fait apprécier tous les
avantages que l'on trouve à se servir des deux mains.
Je parle donc là d'une chose connue et parfaitement étu-
diée.

Encore un sujet de réforme à introduire, avec beaucoup
d'autres, dans l'éducation physique de nos enfants.

LE MEMBRE INFÉRIEUR

GÉNÉRALITÉS

Si le bras, dans son entier, représente ce qu'il y a de plus fin et de plus délié dans le corps humain, la jambe, prise de la même façon, nous montre ce qu'il y a de plus solide et de plus résistant.

L'étude anatomique du membre inférieur s'étend par devant, de la fin du tronc au bout des pieds; par derrière, nous y rattachons toute la partie du bassin comprenant les hanches, les fesses, à partir des lombes (reins), parce que les dispositions extérieures musculaires nous y obligent. Le bassin de ce côté est trop intimement uni aux cuisses.

Donc nous avons cinq parties d'étude que nous indiquons plus loin et qui donnent des *muscles obliques* et des *muscles fléchisseurs*, qui amènent par devant la cuisse sur l'abdomen; et d'autres *fléchisseurs* par derrière, qui font plier le genou et amènent la jambe sous la cuisse, plus des *extenseurs* qui font raidir et allonger la jambe.

Enfin, sauf autour du bassin, où se trouvent des muscles servant aux fonctions organiques et dont nous ne nous occupons pas, partout nous trouvons des muscles servant à la fonction et en même temps procurant *la forme*, la belle forme que l'on connaît; car, ne l'oublions pas, ne l'oublions jamais, ce sont les muscles qui donnent au corps humain sa forme, sa belle forme, sa forme complète et absolue.

DIVISIONS DU MEMBRE INFÉRIEUR

CINQ PARTIES D'ÉTUDE

1° LE BASSIN AVEC LA HANCHE. — 2° LA CUISSE. —
3° LE GENOU. — 4° LA JAMBE. — 5° LE PIED.

GÉNÉRALITÉS

1. Le bassin (*pelvis*, latin) représente la partie basse du tronc lui servant de support et de point d'appui pour les membres inférieurs.

1 *bis*. Les hanches (*coxa, coxendix*, latin; *ischion*, grec); elles sont l'enveloppe visible du bassin, et le point d'attache de la cuisse.

2. La cuisse (*fémur*, latin; *méros*, grec); c'est la partie haute de la jambe, qui s'étend du bassin au genou. La cuisse n'a qu'un seul os et vingt et un muscles.

3. Le genou, la partie osseuse terminant la cuisse, que nous décrivons plus loin (voir aux articulations).

4. La jambe (*crus*, latin), la partie qui s'étend du dessous du genou au pied. Elle comprend deux os, comme l'avant-bras, et nombre de muscles allant tous vers le pied.

5. Le pied (*pes, pedis*, latin), la partie qui porte sur le sol et supporte la jambe. Organe exceptionnel et qu'on ne trouve que chez l'Homme, formant retour d'équerre sur la jambe et démontrant de la façon la plus péremptoire que l'Être humain est fait pour se tenir debout et observer la station rectiligne complète. Le pied se compose de trois parties, comme la main, le tarse, le métatarse, les orteils.

LES MUSCLES DU MEMBRE INFÉRIEUR

OU DE LA JAMBE ENTIÈRE (*Face antérieure*)

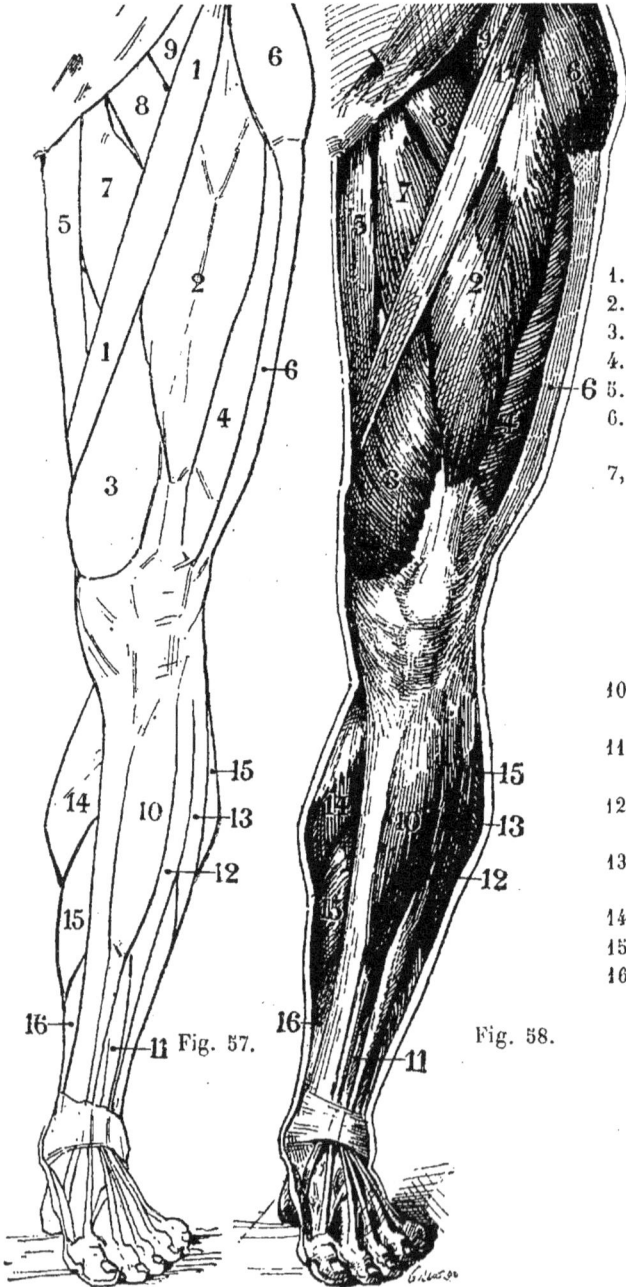

Fig. 57.

Fig. 58.

La cuisse.

1. Le couturier.
2. Le droit antérieur.
3. Le vaste interne.
4. Le vaste externe.
5. Le droit interne.
6. Le fascia lata et son aponévrose.
7, 8, 9. Les trois muscles obliques ou adducteurs de la cuisse.(Les pubio-fémoraux de Chaussier.)

La jambe.

10. Le jambier antérieur.
11. L'extenseur du gros orteil.
12. Le long extenseur des orteils.
13. Le long péronier latéral.
14. Le jumeau intérieur
15. Le soléaire.
16. Le long fléchisseur des orteils.

DESCRIPTION

LA CUISSE

N° 1. LE COUTURIER. — Quoique ce muscle, qui traverse le milieu de la cuisse, ne trace pas directement un contour, il est muscle de forme très caractéristique parce qu'il se montre bien et remplit une fonction bien comprise et bien déterminée. C'est une sorte de grande lanière allant dans toute l'étendue de la cuisse, de la hanche (crête iliaque) au tibia partie interne, sous le genou.

Ce muscle sert à fléchir la jambe sous la cuisse et à la tourner en dedans, de façon à la ramener vers le corps et sous le tronc : de là son nom de *couturier*, qui rappelle la position que prennent les tailleurs pour coudre, position que prennent communément aussi les Orientaux en ramenant leurs pieds sous leur corps, en signe de repos; ce qui indique que ce mouvement ne présente rien de pénible pour l'Homme.

N° 2. LE DROIT ANTÉRIEUR. — Muscle de forme, occupant le devant de la cuisse et le centre, dont il prend toute la hauteur; muscle tout droit, comme son nom l'indique. Il s'étend de l'épine iliaque inférieure au tendon de la rotule. Sa fonction est de fléchir la cuisse sur le bassin, d'aider à étendre la jambe et à la soulever.

Le muscle et *les deux vastes* placés de chaque côté servent à contenir la jambe dans sa position droite, et à contraindre l'Homme (bipède) à se tenir debout. Il se contracte aussi fortement dans la marche et dans le saut; aussi les praticiens de la gymnastique et les clowns des cirques l'ont-ils très développé.

N°s 3, 4. — LE VASTE INTERNE ET LE VASTE EXTERNE. —
Deux portions très visibles, très apparentes, au bas de
la cuisse d'un fort gros muscle qu'on nomme le *triceps
crural*, ou *triceps fémoral*, par ce qu'il enveloppe le fémur
en trois endroits, à partir de la ligne âpre et du trochanter, et cela intérieurement, sans être vu. Il descend
en se montrant des deux côtés du droit antérieur ; de là son
double nom le *vaste interne*, *vaste externe*, qui le rend si important pour l'art. Il s'insère au genou, en s'implantant,
par un large tendon, à la rotule et aux tubérosités du tibia.
Ses fibres sont *obliques*, ce qui indique que sa fonction est
de contenir les os de chaque côté, et de forcer l'Homme à
rester debout. Ces deux portions de muscles sont recouvertes
par le droit antérieur, qui en occupe le milieu. Ils sont
bien *muscles de forme*, car ils dessinent tout le bas de la
cuisse ; on les trouve même, le vaste interne surtout, très
accusés sur les antiques. Ce dernier présente même à la
base un fort bourrelet qui semble indiquer une séparation
qui se produit dans ses fibres, et cela chez les hommes
fortement constitués. Gerdy blâme ce bourrelet du vaste
interne sur l'antique, il l'attribue à un pli de la peau et à
la fatigue. Nous croyons qu'il se trompe.

Il paraît aussi que le vaste interne prend chez nous un
grand développement chez les vélocipédistes ; c'est chose à
vérifier.

N° 5. LE DROIT INTERNE. — Autre muscle tout droit et
descendant le long de la cuisse non sur le milieu mais sur
le bord intérieur dont il dessine le contour, à l'endroit
même où les deux cuisses se rencontrent. Du pubis où ce
muscle s'insère il descend jusqu'au tibia ; et là son tendon
se confond avec ceux de deux autres muscles pour
former de ce côté-là ce qu'on nomme le jarret. Ce muscle

est un fléchisseur, il amène par derrière la jambe vers la cuisse.

N° 6. LE FASCIA LATA. — Muscle court occupant le côté du haut de la cuisse et servant comme muscle de forme à constituer la hanche, s'insérant à l'os iliaque près du cou- turier et se trouvant placé exactement sur le grand trochan- ter en avant du moyen fessier. Par en bas il se réunit à la tubérosité externe du tibia à l'aide d'une large et longue aponévrose, qui bride les muscles invisibles qui sont dessous. Il aide à étendre la jambe.

Son nom vient de deux mots latins *fascia*, qui veut dire bande, et *lata*, large, ce qui veut dire, à cause de son aponévrose, *large bande*.

N°ˢ 7, 8, 9. — LES TROIS MUSCLES OBLIQUES. LE PECTINÉ. LE MOYEN ADDUCTEUR. LE GRAND ADDUC- TEUR. — Ces trois muscles, peu visibles en dehors, ont une grande importance, ainsi que ceux placés dessous et qu'on ne voit pas. Par- tant du pubis, ils vont s'échelonner sur le fémur et servent par là à lever la cuisse et à l'amener sur l'abdomen. Ils occupent l'espace triangulaire du haut de la cuisse compris entre le bord de l'abdo-

Fig. 59.

men, le couturier et le droit interne. L'un d'eux, dans cer- tains mouvements, se voit aussi par derrière. Nous les trai-

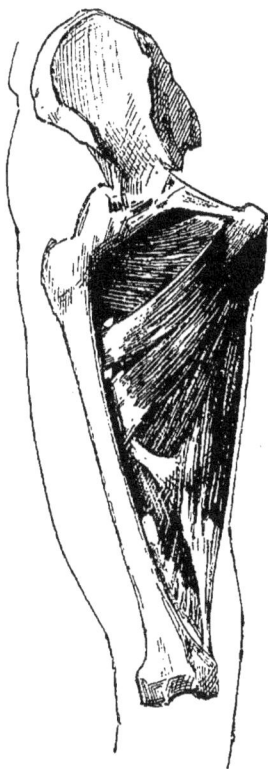

tons ensemble parce que leur valeur de forme est presque
nulle, et quand ils fonctionnent, ils disparaissent complètement. Quant au *pectiné*, son nom lui vient du mot latin
pecten qui veut dire *peigne*, parce que ses fibres sont comme
des dents de peigne (voir la figure 59).

LA JAMBE

N° 10. Le jambier antérieur. — Beau muscle de
forme, longeant le tibia et occupant tout le devant de la
jambe, marquant son contour sur le devant comme les jumeaux le marquent par derrière. Il s'insère au haut du
tibia et descend jusqu'au tarse. Il sert à lever le pied par
devant.

N°ˢ 11, 12. Le long extenseur commun des orteils et
l'extenseur propre du gros orteil. — Deux muscles dont
l'action s'explique par le titre et qui ont peu de valeur pour
l'art, si ce n'est par leurs tendons qui peuvent se voir sur le
cou-de-pied. Celui qui a trait aux quatre orteils possède
encore une partie visible sur la jambe entre le jambier et le
long péronier ; mais l'autre ne montre que son fort tendon
vers le tarse entre celui de l'extenseur commun et celui du
jambier, tout à fait sur le devant du pied ; son fort tendon se
sent bien quand on lève la pouce ; ce n'est donc que des tendons qu'il faut s'occuper.

N°ˢ 13, 14, 15. Le long péronier latéral. Le jumeau
intérieur. Le soléaire. — Trois muscles qui sont décrits
plus loin. — N° 16. Le long fléchisseur commun des orteils
et le plantaire grêle. — Deux muscles qui ne se voient
que dans un enfoncement au-dessus de la malléole interne.

LES MUSCLES DU MEMBRE INFÉRIEUR

OU DE LA JAMBE ENTIÈRE (*Face postérieure*)

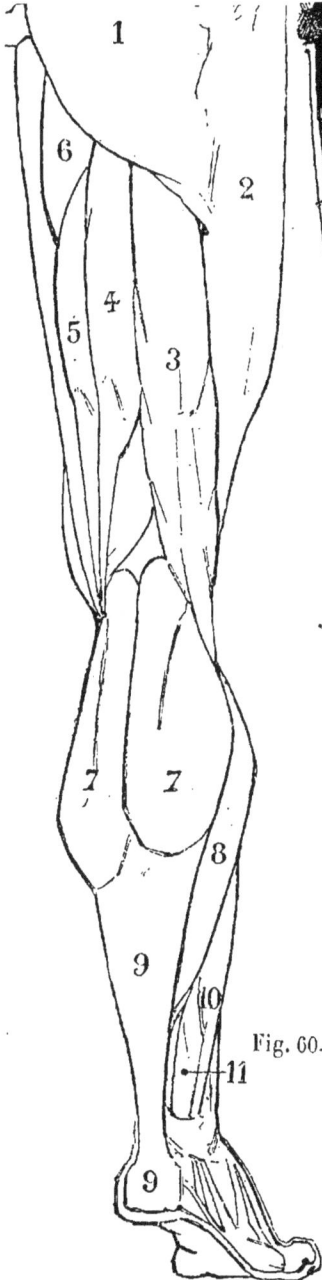

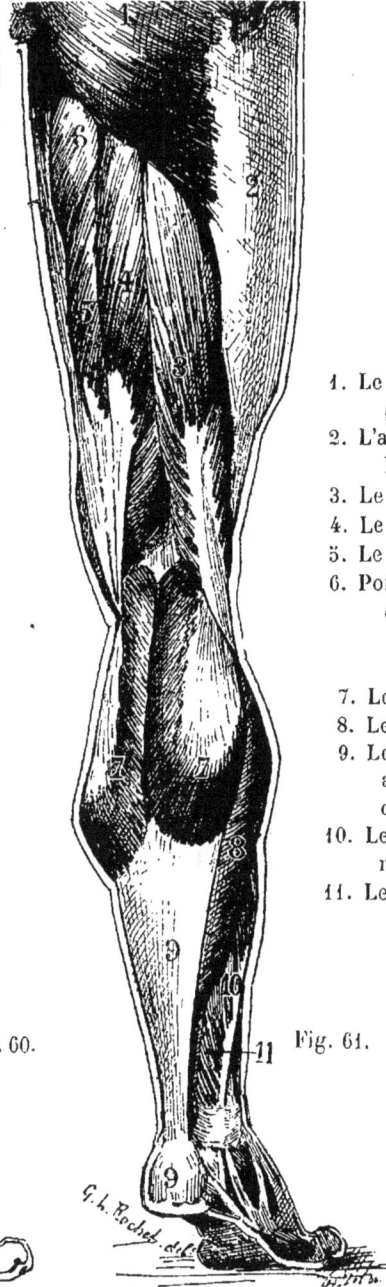

La cuisse.

1. Le sacro-fémoral ou grand fessier.
2. L'aponévrose du fascia lata.
3. Le biceps fémoral.
4. Le demi-tendineux.
5. Le demi-membraneux.
6. Portion du grand adducteur.

La jambe.

7. Les muscles jumeaux,
8. Le soléaire.
9. Le tendon d'Achille allant s'insérer au calcanéum.
10. Le long péronier latéral.
11. Le court péronier.

Fig. 60.

Fig. 61.

G. L. Rochet, del.

MUSCLES DE LA JAMBE ENTIÈRE

(Face postérieure)

DESCRIPTION

LA CUISSE

N° 1. LE SACRO-FÉMORAL OU GRAND FESSIER. — Le plus gros, le plus fort et le plus résistant de tous les muscles. Partant de la colonne vertébrale, des deux côtés de l'os sacré, il va transversalement s'attacher aux côtés de l'os coxal et au fémur sur le grand trochanter, formant toute la partie renflée postérieurement que décemment on ne peut nommer sur le vivant, mais que la science anatomique est forcée d'appeler par son nom. Ce gros muscle est un muscle de forme au plus haut point ; il sert bien à expliquer cette théorie que nous soutenons contre les médecins anatomistes qui ne veulent pas voir que les muscles de l'extérieur du corps sont autant *des muscles de forme* que des muscles d'action. Car celui-ci agit peu, et sa forme est puissante. Sa propriété est toute d'inertie et de résistance. Sa principale fonction est d'aider l'Être humain à se tenir debout en faisant avec les muscles jumeaux (les mollets) dont il va être parlé ci-après (1), les contreforts indispensables de notre station rectiligne ; sans eux, sans leur résistance, l'Homme tomberait en avant ; c'est ce qui fait que les grands singes anthropoïdes qu'on s'efforce tant d'assimiler à l'Homme ne

---

(1) Il y a nombre de muscles dans l'organisme humain dont la fonction est à peine sensible pour nous, comme ceux qui nous forcent à nous tenir debout ou à rester en place ; celui-ci est du nombre. Ce sont ceux-là que nous appelons *muscles d'inertie*, par opposition aux muscles réels. (Voir Fauvelles, *Bulletins de la Société d'anthropologie.* Juillet 1884, page 196.)

peuvent se tenir debout : ils n'ont ni nos muscles des fesses, ni ceux des mollets.

Quant à la beauté de cette forme et au galbe qu'elle donne au profil du corps humain, nous n'avons pas à nous y arrêter, c'est d'une telle évidence qu'il n'est pas besoin d'étudier l'anatomie pour en faire l'observation.

LE MOYEN FESSIER. — C'est en quelque sorte le continuateur du muscle grand fessier. Il s'insère à l'os coxal et au grand trochanter et sert à former la hanche. Placé complètement sur le profil entre le grand fessier et le fascia lata, ses fibres semblent faire la roue autour de cette saillie osseuse ; c'est un muscle de forme en même temps qu'il dirige les mouvements de la cuisse.

N° 2. L'aponévrose du muscle FASCIA LATA (voir fig. 62).

N° 3. LE BICEPS FÉMORAL ou *biceps crural*. — C'est un muscle à deux têtes aux points d'insertions, l'une à la tubérosité ischiatique et l'autre à la ligne âpre, mais on ne les voit pas ; en bas il s'attache à la tête du péroné et au tibia. Il occupe le derrière de la cuisse et longe la bande aponévrotique du *fascia lata*. Ce muscle est un muscle de forme, qui, descendant verticalement, se voit parfaitement sur le vivant même au repos. Son fort tendon, très apparent, donne avec ceux dont il va être parlé, cette forme en A qu'on voit au jarret. Comme fonction, c'est un fléchisseur de la jambe, il fait plier le genou.

N°ˢ 4-5. LE DEMI-TENDINEUX ET LE DEMI-MEMBRANEUX. — Ces deux muscles contigus, et accomplissant à peu près la même fonction, n'ont pas besoin d'être séparés pour nous. Le *demi-tendineux* est le plus important et le plus visible, il fait en quelque sorte pendant au biceps sur le derrière

de la cuisse et se voit souvent à côté de lui sur le vivant.
Il descend en ligne droite de la tubérosité ischiatique
jusqu'au tibia, partie intérieure, et son tendon uni à
celui du demi-membraneux et du droit interne, forment le
deuxième côté du jarret si visible sur le vivant. Ce sont de
solides fléchisseurs qui tirent la jambe au-dessous du genou
et la forcent à se plier et à se soulever.

N° 6. Portion du grand adducteur. — L'un des muscles qui fait lever la cuisse par devant, présentant peu de
valeur pour les arts.

LA JAMBE

N° 7. Les jumeaux. — Gros muscles doubles, formant
le mollet et qu'on est forcé de décrire ensemble. Muscles
des plus importants comme forme, comme valeur de résistance, comme action énergique. Rien de plus généralement connu que ce double gros muscle, si essentiellement
humain, car il sert, avec les muscles fessiers, à forcer
l'Homme à se tenir debout et à ne pas se laisser tomber
sur les mains à la façon des quadrupèdes. Les hommes ont
tellement de tous temps reconnu l'importance de ces deux
muscles pour dessiner le contour d'une jambe, qu'on en
porte de factices quand ils n'atteignent pas le développement voulu. Trois parties du corps humain sont dans ce
cas chez les peuples habillés et physiquement appauvris :
les seins chez les femmes, les muscles fessiers, les muscles jumeaux.

Les jumeaux s'insèrent au condyle du fémur et par en
bas au calcanéum ou os du talon, par le fameux *tendon
d'Achille*, le plus solide et le plus résistant de tous les tendons, dont nous parlerons à sa place, ce qui démontre bien
la force et la puissance de ces muscles.

Les jumeaux font lever le pied dans la marche et dans les mouvements où il faut lever la jambe, le saut, la danse, etc. Nous l'avons dit, les grands singes anthropoïdes n'ont pas de mollets, et par conséquent ne peuvent se tenir debout.

N° 8. LE SOLÉAIRE. — Très fort muscle aussi, à fibres obliques s'attachant au tibia et au péroné, comme aussi au tendon d'Achille. C'est l'auxiliaire puissant des muscles jumeaux dans la solide et continuelle action qu'ils accomplissent, la marche, le saut et par-dessus tout, l'acte inerte et résistant de supporter le poids du corps, et encore d'obliger l'Être humain, bipède, à se tenir debout. Dans les longues marches et à la suite de danses ou de sauts exagérés, c'est dans cette région que l'on ressent de la fatigue.

N° 9. LE TENDON D'ACHILLE. — Le plus important de tous les tendons (voir aux tendons).

N° 10. LE LONG PÉRONIER LATÉRAL. — Muscle de forme encore, d'une certaine importance, parce qu'il occupe le milieu de la jambe vue de profil entre le jambier et les jumeaux. Il s'insère au péroné et descend par un long tendon jusqu'au métatarse en passant sous le pied. Sa fonction est de lever le pied et de le tourner en dehors. Il doit être d'une grande utilité pour les danseurs de profession.

N° 11. LE COURT PÉRONIER LATÉRAL ET LE PÉRONIER ANTÉRIEUR. — Deux petits muscles du bas de la jambe à peine visible, allant du péroné aux os métatarsiens ; ce sont des auxiliaires qui aident à faire lever et tourner le pied.

LES MUSCLES DU MEMBRE INFÉRIEUR

OU LA JAMBE DROITE VUE DE PROFIL

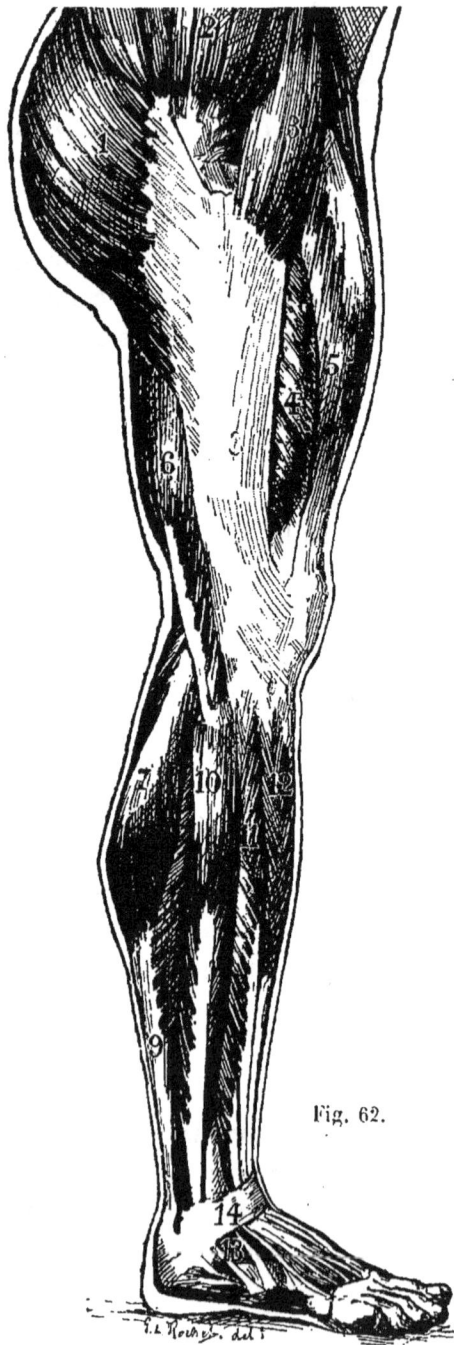

Fig. 62.

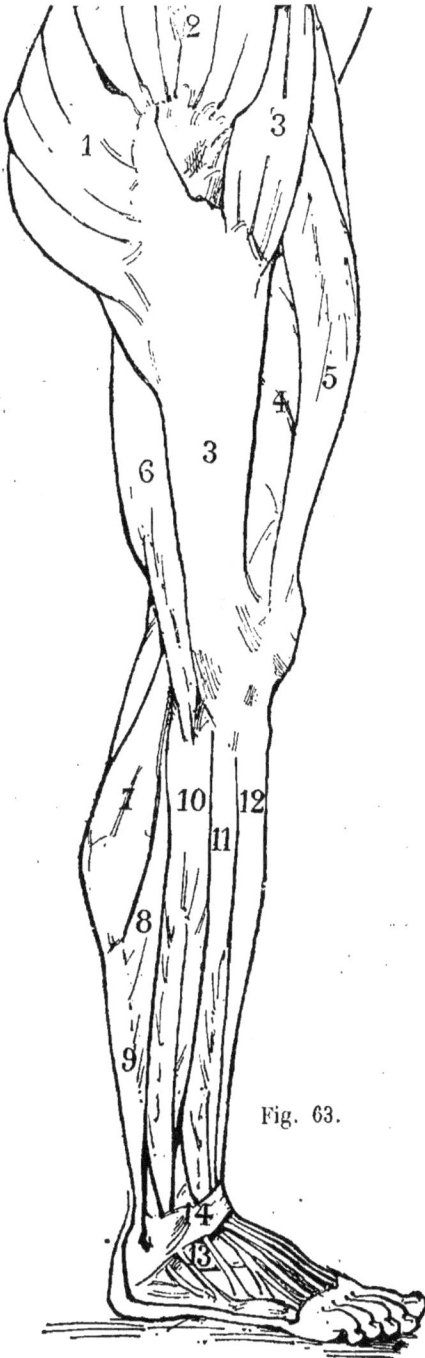

Fig. 63.

1. Le muscle grand fessier et son aponévrose se confondant avec celle du fascia lata.
2. Le moyen fessier, s'insérant à la crête iliaque et au grand trochanter.
3. Le fascia lata et son prolongement aponévrotique.
4. Portion de triceps fémoral ou vaste externe.
5. Le droit antérieur, dont le tendon s'attache à la rotule.
6. Le biceps fémoral et son solide tendon, formant un côté du jarret.
7. Le muscle jumeau, côté externe.
8. Le soléaire.
9. Le tendon d'Achille, et son insertion au calcanéum.
10. Le long péronier.
11. Le long extenseur des orteils.
12. Le jambier antérieur.
13. Le pédieux.
14. Le ligament annulaire qui contourne et retient tous les tendons du pied.

LES MUSCLES DU PIED

(Face supérieure)

LE PÉDIEUX. — Ce mot vient de *pediosus*, latin, mot formé de *pes*, pied, qui veut dire, qui est au pied, qui appartient au pied, parce qu'en effet, ainsi qu'on le voit sur notre dessin, il occupe toute la partie charnue du cou-de-pied ou métatarse. C'est donc le seul muscle réel et important du pied à connaître. Il est placé sous les tendons des muscles de la jambe qui font lever le pied, et qui sont ici coupés sur notre dessin, pour laisser voir ce muscle. Il s'attache en arrière à la face externe du calcanéum, et à un ligament qui l'unit à l'astragale. Ses tendons grêles vont gagner les orteils.

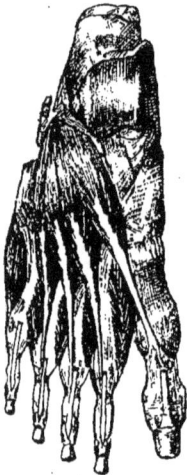

Fig. 64.

L'ABDUCTEUR DU GROS ORTEIL. L'ABDUCTEUR DU PETIT ORTEIL. — Le premier, placé à l'intérieur entre le talon et le gros orteil, agit sur celui-ci en le contraignant à s'appuyer sur le sol, comme lorsque nous levons la jambe dans la marche. Le second présente la partie charnue de l'autre côté; il sert à relever le petit orteil.

Remarques anthropologiques sur le pied.

Il résulte de la belle organisation musculaire du pied, que ce membre me paraît pouvoir être employé à autre chose qu'à la marche. Le pouce du pied n'est pas, comme celui de la main, libre et opposable aux autres doigts, c'est vrai, mais ce sont les quatre doigts qui, trop courts, sont peu propres aux fonctions d'adresse, néanmoins ils fléchissent et peuvent saisir. Le gros orteil, lui, dispose d'assez de muscles qui l'isolent pour le rendre utilisable aux fonctions de l'intelligence ; et je crois que la transmission de la volonté peut se faire aussi bien avec le pied qu'avec la main. Le pied ne refuserait pas d'obéir s'il était dressé.

Je crois même que les hommes en civilisation, n'ont pas encore su obtenir de lui tous les services qu'il peut rendre, soit pour l'emploi à quelque travail ou combinaison de mécanique industrielle, soit pour le fonctionnement d'un instrument de musique perfectionné en utilisant surtout le gros orteil. L'exemple si connu du peintre Ducornet (1) et celui tout récent du clown américain, John Huber (2), tous deux si adroits et pourtant nés sans bras, confirment ce dire.

(1) J'ai bien connu cet artiste : je l'ai vu peindre au Louvre où son père, pour ménager la délicatesse de ses pieds, l'amenait le portant sur ses épaules, car il était de très petite taille. Il tenait sa palette absolument comme nous, avec son gros orteil gauche et le pinceau du pied droit, entre le gros et le deuxième orteil. Malgré ses jambes courtes il travaillait avec une grande facilité. Il avait du talent et entre 1830 et 1848 il a souvent exposé ; je me souviens d'un grand portrait de femme en pied qui a été fort remarqué. Ses tableaux étaient signés DUCORNET, NÉ SANS BRAS.

(2) John Huber, clown célèbre de Philadelphie et d'autres villes américaines, n'a pas de bras non plus et se sert de ses pieds absolument comme de mains. Il vient de se marier, dit le *Courrier des Etats-Unis*, et ce journal

12

Notre pied certainement peut donner ce que donne le pied du Gorille ; notre gros orteil avec ses muscles propres, son long fléchisseur, son adducteur, le fonctionnement du pédieux étant perfectionné, pourrait devenir un très bon auxiliaire de l'Homme. A l'heure qu'il est, ce n'est qu'un prisonnier de la chaussure, quelque chose de stupide comme le sabot du cheval, mais sortez-le de sa prison, rendez-lui sa liberté naturelle, et vous trouverez peut-être chez lui un excellent serviteur.

Côté artistique. — C'est notre charmant et sympathique peintre français Prud'hon qui a le mieux compris la grâce et le caractère intelligent de notre pied, et la beauté que présente un gros orteil isolé des autres doigts. Observez cela dans son *Assomption de la Vierge,* au musée du Louvre.

Quant à la généralité des peintres de nos jours, ils

rendant compte de la cérémonie nuptiale rapporte que l'homme sans bras, levant la jambe avec élégance, donna *une poignée de main* à tous les invités ; il a même saisi à un moment donné, avec les doigts du pied, la main du clergyman Georges Harding qui le mariait, et lui a donné une étreinte si vigoureuse que les lunettes du ministre du culte en sont tombées.

Le journal ajoute que la connaissance ainsi faite, Huber s'assit et prit l'anneau des fiançailles entre les deux orteils du pied droit, et capturant avec le pied gauche, la main de sa future, il lui passa la bague à l'annulaire avec une grâce et une adresse qui ont soulevé un tonnerre d'applaudissements dans le théâtre où se faisait le mariage.

Huber, après la cérémonie, a étreint, de sa jambe gauche, la taille de sa femme, et l'attirant à lui, a déposé un chaste baiser sur son front. (Nouvelle salve d'applaudissements.)

Après cela, que dire de la double main des grands singes dont MM. les anthropologistes de la détestable école font si grand cas !

Troisième fait également concluant : Broca rapporte qu'il a connu un bateleur nommé Ledgewood, qui était né sans mains et ne disposait que *d'une seule jambe.* Il l'a vu exécutant avec son pied unique la plupart des actes que nous faisons avec la main. Il écrivait, dessinait, se rasait, ramassait une épingle, enfilait une aiguille, chargeait un pistolet, et tirait avec précision. Tout ce qu'il faisait il l'exécutait avec les deux premiers orteils, et son pied pour cela n'avait subi aucune modification essentielle. (Voir Zaboroski, *Les grands singes,* pages 94-95).

commettent souvent cette grossière erreur de représenter des hommes vivant nus, et marchant nu-pieds, avec les pieds abîmés par la chaussure ; cela se reconnaît, nous l'avons déjà dit, au gros orteil que l'on trouve courbé et incliné sur les autres doigts, ce qui n'a jamais lieu avec le pied allant nu, ou en liberté. C'est une laideur et une vraie déformation. Ah! combien nos artistes sont en retard : et dire qu'on n'enseigne pas ces choses-là !

A quoi passent donc leur temps MM. les professeurs d'esthétique?

DU SYSTÈME NERVEUX.

Nous devons dire tout de suite, avant d'aller plus loin dans l'étude des muscles, que nous eussions été heureux, dans cette anatomie, de donner les explications nécessaires pour faire connaître le moteur de tous les muscles, c'est-à-dire *le cerveau, les nerfs, le système nerveux tout entier*. Le cerveau surtout, qui constitue le principe vital de notre Être et produit toute l'action de notre vie disponible et facultative. Mais ce sujet d'étude est d'une telle importance que nous n'avons osé y toucher d'une façon légère et superficielle.

Nous espérons un jour pouvoir consacrer à ces importantes fonctions un travail tout spécial.

LE CŒUR ET LES DIVERS ORGANES MUSCULAIRES

DIAPHRAGME, LANGUE, PAUPIÈRES, LÈVRES, ETC.

Le cœur de la science et de la réalité des choses, n'a rien de commun avec le cœur de la littérature, des religions, du dictionnaire ou de la langue usuelle ; il ne possède en lui aucune des qualités de l'âme et des fonctions du sentiment qu'on lui prête, et qui appartiennent en propre au système nerveux général, au cerveau.

Le cœur (*cor*, *cordis*, latin ; *kardia*, grec) est un gros organe musculaire chez l'adulte ; il est creux, de forme conoïde, et renfermé dans la partie moyenne de la poitrine, un peu à gauche. Il est aplati sur les deux faces, enveloppé par le péricarde (péri, *autour* ; kardia, *cœur*), c'est le principal agent de la circulation ; sa fonction des plus organiques, des plus mécaniques, est de prendre le sang du côté des poumons et de le refouler vers toutes les parties de notre corps. Sorte de machine à vapeur dont la force du piston fait marcher le train de notre vie matérielle, et tous ses organes nécessaires.

Néanmoins, comme rien n'est absolument faux dans les choses de ce monde, et celles les plus invraisemblables ont encore un côté vrai, le cœur-organe, le nôtre, chargé de fonctions énormes, et d'une responsabilité des plus grandes, malgré son insensibilité presque complète (et il faut bien qu'il en soit ainsi, sans quoi il serait brisé à chaque instant), ce cœur reçoit toutes les sensations, toutes les commotions de notre cerveau, de notre Être, de notre

âme, de nos impressions; il en souffre, il en est affecté,
il en est souvent même malade, distendu, gonflé, dilaté :
de là aussi, toutes les émotions, pulsations, palpitations,
venant de la joie, de la haine, de la colère, de l'amour, de
la frayeur. Il endure tout, il reçoit tout par répercussion,
par contre-coup.

Et l'artiste qui a mission de représenter la vie humaine,
dans toutes ses manifestations physiques aussi bien que
les formes de notre corps, doit connaître ces choses, ces
effets qui se produisent sur le cœur humain. Voilà pourquoi nous trouvons utile de donner ces explications (voir
à l'article *Veines*, etc).

Le diaphragme (de dia, *à travers*, phragma, *cloison*,
grec). — Autre organe, autre gros muscle encore plus
mécanique que le cœur, mais intéressant à connaître pour
l'art, pour la représentation de la vie et des mouvements
humains. Le diaphragme est un grand muscle aplati, à
peu près circulaire, charnu dans sa circonférence, aponévrotique au centre, en formant une cloison complète qui
sépare le thorax de l'abdomen et par là, coupe notre corps
en deux ; intérieurement ses fibres sont attachées au bas du
sternum, et au contour cartilagineux des six dernières côtes.

C'est donc un muscle qui fait la séparation, entre la vie
aérienne de la poitrine, ou des poumons, et la vie matérielle du ventre ou des intestins, et bien que ce muscle
soit interne et complètement invisible au dehors, il joue
un rôle important dans tous nos mouvements, soit physiques soit moraux ; il agit dans les soupirs, les bâillements,
la toux, l'éternuement, le rire, les sanglots, le hoquet, les
vomissements, etc., etc. Comme tous les effets de ce muscle donnent des manifestations au dehors, il était bon de
le signaler à cause de ses actes.

LA LANGUE (*lingua*, latin, *glossa*, grec). — La langue
est-elle un organe extérieur et visible, plus visible même
que tous les muscles que nous avons étudiés, nous l'étudions dans son caractère, et non dans ses propriétés qui
sont connues. Cet organe musculaire a la propriété de se
mouvoir dans tous les sens ; de s'allonger, de se raccourcir,
et de prendre toutes les formes, n'étant attaché que d'un
côté et libre de l'autre, ce qu'on ne voit pas dans les muscles ordinaires, mais par sa mobilité excessive, on peut se
rendre compte de l'action, des mouvements et de la mobilité même de tous nos muscles.

LES PAUPIÈRES (*palpebra*, latin). — Les paupières que
nous faisons mouvoir, celles du haut surtout, car celles du
bas ne bougent qu'à peine, sont encore des organes mus
par des muscles, et des muscles de la plus grande mobilité, et d'une sensibilité telle, qu'elles agissent en quelque
sorte d'elles-mêmes et sans notre volonté ; aussi leur action
est si vive qu'elles sont les premières parties de notre Être
qui sont portées à s'abattre dans la fatigue, et à produire
le sommeil.

LES LÈVRES (*labrum*, *labra*, latin). — Les deux lèvres
comprenant toute l'enveloppe externe de la bouche et des
joues sont aussi un composé de muscles, on en compte neuf
de chaque côté qui entrent dans son organisation ; c'est donc
aussi un assemblage de muscles qu'il est bon de suivre et
d'observer dans tous leurs mouvements.

Toutes ces choses étaient bonnes à signaler comme com-
pléments de la forme et de l'étude, aussi bien que des
mouvements de la vie.

Il existe encore nombres d'autres muscles, mais ils n'ont
aucun intérêt pour les arts.

DES ORGANES DES SENS.

Il est à remarquer que, dans ce Traité d'anatomie descriptive pour les arts, nous parlons peu des *organes des sens*, des yeux, des oreilles, du nez, de la bouche, si utiles, si importants à connaître dans leur organisation, ces organes sont tous pourtant dirigés aussi par des muscles. La raison en est que ces instruments de la vie humaine sont décrits dans tous les traités ordinaires d'anatomie, mieux que nous ne saurions le faire nous-même.

Et pour la partie artistique, la partie purement extérieure de leur forme, de leurs proportions, de leurs rapports, de leurs caractères de beauté, de leurs variétés, de leurs comparaisons avec ceux des animaux, nous en renvoyons la description à un *Traité spécial de la Figure humaine*, qui paraîtra prochainement.

Il est pourtant une singularité que nous devons indiquer en passant; c'est que, à chacun de ces organes correspond un de nos arts. Ainsi :

A l'œil, à la main, correspondent les arts du dessin.

A l'oreille, la musique.

Au larynx, le chant, la parole.

A la langue, l'éloquence.

Au sens du goût, l'art culinaire.

Au pied, la danse.

A la main, l'adresse, la prestidigitation, etc.

Et enfin, même aux cheveux, correspond un art, l'art dérisoire du coiffeur.

RÉSUMÉ

SUR LES MOUVEMENTS QUE LES MUSCLES

FONT FAIRE AU CORPS HUMAIN

Les muscles, après avoir constitué la forme générale du corps, accomplissent des mouvements. Nous donnons un résumé de ces mouvements, qui sont pour les principaux au nombre de *dix-huit*, et nous indiquons *les muscles visibles*, qui participent à ces mouvements.

I. — *L'Homme lève les yeux au Ciel, les tourne à droite et à gauche sans avoir pour cela besoin de remuer la tête ?*

Oui, et il le fait par la seule disposition de l'organe, et celle des muscles qui le font agir ; on ne trouve cela sur aucun animal.

II. — *L'Homme tourne la tête des deux côtés sans avoir besoin de déplacer son corps ; comment cela se fait-il ?*

Cela a lieu parce que la tête humaine, horizontalement assise sur la vertèbre axis, pivote librement et ce mouvement est accompli avec l'aide des deux muscles externes, le sterno-mastoïdien, et le muscle peaucier.

III. — *L'Homme peut également lever la tête vers le Ciel, ou l'abaisser vers la terre, sans déranger son corps.*

C'est grâce à l'action du trapèze et du splénius placé au-dessous, qui la tirent par derrière, et par conséquent la font lever du devant ; et par les deux muscles sterno-hyoïdiens, qui la tirent par devant, et par conséquent la font baisser.

IV. — *Comment le torse en avant se replie-t-il sur lui-même ?*

Par l'action des deux droits abdominaux qui sont très puissants, et l'aide des muscles auxiliaires, et celui des petits fléchisseurs placés en dedans du corps, qui font ployer la colonne vertébrale.

V. — *Mais comment peut-il se faire que des clowns parviennent à tourner cette colonne en sens contraire, et à renverser complètement le corps en arrière ?*

Ceci ne s'obtient qu'à l'aide d'un long exercice, et après avoir donné une grande élasticité aux muscles, et aux tendons des muscles inter-vertébraux, dès le jeune âge ; et par un effort suprême des gros muscles remplissant la cavité lombaire du squelette, lesquels nous avons désignés sous le nom de *masse charnue.*

VI. — *Comment le torse parvient-il à pivoter sur lui-même ?*

Oui, le thorax pivote sur le bassin, ce qui est un des plus beaux mouvements de la construction humaine ; cela se produit par l'effet de muscles cachés, et surtout par l'action énergique du grand oblique, lequel est attaché par en haut à toutes les côtes, et par en bas solidement soudé à la crête de l'os iliaque, ce qui lui permet d'entraîner le thorax de côté et d'autre. C'est le même effet produit que celui du sterno-mastoïdien, faisant tourner la tête.

VII. — *Comment la cuisse se replie-t-elle sur l'abdomen ?*

Par l'effort commun des gros muscles du bassin qui font baisser le ventre, par la contraction de fléchisseurs internes qui font monter la cuisse, par l'action du couturier qui tire la jambe d'un côté, du pectiné et des deux adducteurs qui l'attirent de l'autre, et amènent forcément la jambe sur le tronc.

VIII. — *Commment fait-on pour plier le genou?*

On le plie par l'action des muscles fléchisseurs placés derrière, surtout par celle du biceps fémoral qui amène la jambe à lui, comme le biceps huméral amène à lui l'avant-bras sur le bras, et aussi, par l'action des muscles, le tendineux et le membraneux placés de l'autre côté du jarret, qui le font forcément plier. Quand la jambe se plie on sent avec la main la contraction du biceps au dedans du genou.

Il faut ajouter que la rotule et ses ligaments, qui sont à l'opposé, n'y apportent aucun obstacle.

IX. — *Comment l'homme peut-il s'asseoir sans tomber?*

Par la pression que font faire les jumeaux et autres muscles de la jambe aux pieds sur le sol ; par l'action des muscles abdominaux qui retiennent le corps, et celle des muscles lombaires qui font plier les reins.

X. — *Comment, étant assis, peut-on parvenir à lever et à étendre la jambe?*

Par l'effet des extenseurs de la jambe qui font lever le pied et par celui des extenseurs de la cuisse qui font lever la jambe. Et plus la jambe est tendue mieux elle se lève.

XI. — *Comment l'enfant d'un an parvient-il à se tenir debout et à marcher seul?*

En trouvant la force suffisante dans les muscles lombaires, les fessiers et les jumeaux pour tenir en équilibre le corps, qui est toujours porté en avant, et en trouvant dans les attaches des jambes assez de résistance pour tenir pied sur le sol. En rencontrant aussi dans les muscles antérieurs des cuisses assez de solidité pour agir, et faire lever une jambe pendant que l'autre résiste et supporte seule le poids du corps. Voilà ce qu'est la marche, tout simplement une question d'équilibre. C'est la première leçon de gymnastique de l'Homme.

XII. — *Comment l'Homme étant debout fait-il pour enlever ses pieds de terre, danser et sauter, comme par exemple l'enfant qui saute à la corde ?*

Par un violent effort des muscles jumeaux et du soléaire qui exercent une forte pression sur le sol. Si le sol cède sous les pieds, l'action n'a pas lieu. Si au contraire, il est élastique et très résistant comme un tremplin, le saut est encore plus accentué, car le sol repousse. Les extenseurs des jambes et des cuisses en tenant les deux membres bien tendus, aident aussi à l'action.

XIII. — *Et le bras, comment peut-il se lever au-dessus de la tête ?*

Par l'action simultanée du deltoïde, et du dentelé sur le devant; du trapèze et du grand dorsal, sur le derrière, et des muscles ronds de l'épaule faisant basculer l'omoplate.

XIV. — *Et comment le bras parvient-il à se mouvoir en tous sens, comme quand un homme fait le moulinet ?*

Par l'action combinée de tous les muscles du bras et de l'épaule.

XV. — *Comment le coude se plie-t-il, et fait-il pour amener l'avant-bras et la main vers la bouche ?*

Par l'action du biceps qui amène à lui l'avant-bras et celle des fléchisseurs de l'avant-bras qui lèvent la main, et par celles des muscles de l'épaule qui remontent le tout.

XVI. — *Comment l'avant-bras fait-il tourner le poignet et présenter la main, soit sur le dos, soit sur la paume ?*

Par la disposition de l'os radius sur le cubitus, et par la contraction des muscles tournants de l'avant-bras.

XVII. — *Comment l'Homme dispose-t-il aussi librement de ses doigts et de son pouce libre et opposable aux quatre autres doigts ?*

Par la série des extenseurs et des fléchisseurs dont nous

voyons si bien les tendons agir sur le métacarpe et aussi
par la propriété des deux muscles qui sont dans la main, le
thénar et l'hypothénar.

XVIII. — *Et pour la face, où les fonctions ne sont plus
des actes de force mais de simples mouvements d'expression,
comment se fait le fonctionnement des muscles autour de nos
organes?*

Cela s'accomplit par ce fait que nous avons au cerveau
un point central qui commande à tout. Ce point que quelques anatomistes, de Blainville entre autres, désignent sous
le nom de *sensorium* (siège du sens) où se concentrent toutes nos sensations, toutes nos impressions du dehors; ce
point central dirige tous les cordons nerveux se rendant à
la face; et quand un acte est à se produire, une parole, un
cri, un regard, un mouvement de colère ou de joie, de
dégoût ou de plaisir, nos muscles agissent et nos organes
fonctionnent. Et, comme toute cette organisation chez
l'Homme est des plus parfaites, voilà comment nous pouvons si facilement parler, crier, rire ou pleurer, et comment ces muscles si fins, si déliés obéissent à notre volonté,
à nos désirs, à nos sentiments ou ressentiments, à nos
passions, à nos colères, à nos joies.

Mais ceci est d'un ordre trop étendu et trop compliqué
pour un simple traité d'anatomie élémentaire; nous en renvoyons l'examen complet à notre *Traité de la Figure humaine.*

COMPLÉMENT DE L'ÉTUDE DES MUSCLES

DES AUXILIAIRES ET PROTECTEURS DES MUSCLES

TENDONS, APONÉVROSES, ETC.

GÉNÉRALITÉS

Nous avons donné, à la fin de l'Etude des os une défini-tion des cartilages et des ligaments parce que ces par ties en étaient la suite naturelle.

Nous donnons également, et pour la même raison, à la suite des muscles, l'*Etude des tendons et des aponévroses*, qui jouent auprès des muscles un rôle à peu près semblable. On peut même dire que toutes ces parties supplémentaires sont un assemblage des mêmes choses, un composé des mêmes matières et ayant des propriétés analogues. *Carti-lages, ligaments, tendons, aponévroses*, c'est toujours cette substance inerte, gélatineuse, jaunâtre, n'étant ni chair, ni os, mais qui sert de lien, et opère la transition entre les os et la chair ; substance où il ne circule que peu ou point de sang, ce qui montre qu'il y a peu de vie ; où il ne pénètre que peu ou point de cordons nerveux, ce qui indique un manque presque complet de sensibilité.

Et chose digne de remarque, c'est de cette matière que se trouvent formés nos principaux organes disponibles, ceux dont nous usons le plus : le nez, les yeux, les oreilles,

le larynx ; les pieds, les mains sont en grande partie constituées par elle, c'est ce qui leur donne leur flexibilité, leur
résistance et leur solidité.

DES TENDONS

Les tendons (du verbe tendere, *tendre*, latin), sont des
cordons ou faisceaux fibreux plus ou moins longs, quelque-
fois ronds qui viennent en prolongement des muscles s'attacher aux os ; ils sont de la même substance que les cartilages et ligaments des os, mais plus durs et plus résistants ;
ils ne diffèrent des *aponévroses d'insertion* que par la forme
(voir plus loin). Comme substance et comme fonction, ce sont
des intermédiaires entre la matière vivante des muscles et
la matière morte des os.

Tout muscle se termine forcément, et à chaque bout,
par un tendon ou une substance tendineuse quelconque ;
et tout muscle, de cette façon, s'attache à deux ou plusieurs
os, jamais à un seul, car son action serait de nul effet, son
rôle étant, par cette aide, de faire agir nos os.

Le principal tendon, celui qui peut servir de type pour
l'étude de tous les autres, est le fameux *tendon d'Achille*,
ainsi nommé parce qu'Achille fut blessé là au siège de
Troie ; ce tendon continuant les muscles jumeaux et soléaire, va s'insérer à l'os du talon (calcanéum), et faisant
contrefort, force l'Homme à se tenir debout. Coupez-le,
l'Homme tombe par terre.

Il y a d'autres tendons visibles sur le modèle vivant et
sur l'antique, surtout pendant la contraction des muscles ;
celui du sterno-mastoïdien se voit très bien par en bas, du
côté opposé au mouvement de la tête. Aux jarrets, par
derrière, on voit aussi très bien le tendon du muscle biceps

fémoral, et de l'autre côté, celui des trois muscles réunis.

Mais les tendons les plus importants et les plus faciles à observer sont ceux des pieds et surtout des mains. Suivez-les, ces derniers, sur une main sèche maniant un instrument de musique ; le jeu des doigts présente une véritable danse des tendons des muscles de l'avant-bras.

DES APONÉVROSES

LES APONÉVROSES (aponevrosis, du grec apo, *de*, et de neuron, *nerf*) parce que les anciens, comme le vugaire encore de nos jours, donnaient le nom de nerfs aux tendons et à toutes les parties blanches (ce mot est donc un mot mal fait, comme il y en a beaucoup dans la science) ; elles sont des membranes blanches, luisantes, très résistantes, composées de fibres entre-croisées ; on en distingue de plusieurs sortes. Il y en a qui ne sont en réalité que des tendons très aplatis. Exemple ; l'aponévrose qui fait suite au muscle fascia lata (voir à ce muscle) et nombre d'aponévroses sont dans ce cas, elles font suite à un muscle ; on les nomme à cause de cela *aponévroses d'insertion*. Un autre grand nombre se présentent sous forme d'enveloppes locales, de gaines, comme ce qui se passe pour les muscles de l'avant-bras et de la jambe (voir au bras). Enfin il y a des *aponévroses générales* ou aponévroses d'enveloppes ; ainsi tout le crâne sous les cheveux n'est recouvert que d'une aponévrose sous la peau. Toute l'enveloppe du corps n'est qu'une grande aponévrose, une sorte de première peau sous-cutanée.

Pour les arts qui ne connaissent des choses anatomiques que ce qui a trait à la forme extérieure, l'aponévrose ne se présente que comme un adoucissement, un com-

mencement de modelé des formes des muscles, ce que
donne souvent exagérément la graisse et toujours aussi,
mais régulièrement la peau.

DES VEINES, DES ARTÈRES

ET DU SYSTÈME CIRCULATOIRE EN GÉNÉRAL

Dans le grand phénomène de la circulation du sang,
une seule chose est intéressante à connaître pour l'art, ce
sont *les veines :* en voici l'explication.

Le cœur est le gros organe que nous avons décrit,
qui refoule le sang rouge et nourrissant par les artères,
lesquelles le conduisent dans toutes les parties du corps,
et cela de soixante à quatre-vingts fois à la minute (1). Le
retour du sang se fait par les veines et comme, de rouge
qu'il était, il est devenu d'un bleu noir, c'est-à-dire vicié,
il ne reprend sa couleur propre et sa vitalité qu'en repas-
sant par les poumons où le contact de l'air lui rend toutes
ses propriétés, et cela ainsi de suite et indéfiniment, jusqu'à l'extinction de l'Être. Voilà l'image de la vie.

Pour l'art, les artères ne sont pas à étudier, parce que,
sauf quelques cas, comme par exemple l'artère temporale
que l'on voit battre à la tempe chez certaines personnes,
elles ne sont pas vues à l'extérieur, tant ce fonctionnement se passe à l'intérieur du corps.

Mais les veines, c'est autre chose; étant en grande partie
placées sous la peau et sur les muscles, nous devons les

---

(1) Chez le jeune enfant le battement du pouls, qui correspond à celui du
cœur, est de 130 pulsations à la minute ; à sept ans, il est de 100 environ;
chez l'adulte, de 80; chez le vieillard, de 60 et même de 50 seulement. Cela
montre ce qu'est chez l'Être humain la marche de l'énergie vitale, toute
taille, toute proportion gardées.

étudier. On se rend bien compte de ce fait par les personnes qui ont des varices, maladie qui consiste simplement dans le gonflement des veines. Les veines se voient donc sur notre corps, plus chez les hommes que chez les femmes, plus pendant les chaleurs que dans l'hiver, plus pendant la fatigue qu'à l'état de repos, plus sur un bras baissé que sur un bras levé. Enfin, il y a un grand nombre de cas à observer.

Mais ce qu'il importe de signaler pour les arts, dans les reproductions à faire du corps humain, c'est que l'*Arbre angiologique* (car c'est un arbre) appartient en entier à la vie végétative si bien décrite par Bichat, et à la totalité des vaisseaux sanguins, ce qui veut dire que tout y est irrégulier, comme pour les branches d'un arbre; ce qui veut dire encore que, sur deux bras par exemple, il ne faut pas s'attacher à faire des veines pareilles.

Tout est semblable et *symétrique* dans la *vie humaine-animale* ou *animative*. — *Tout est dissemblable* et *dissymétrique* dans la *vie humaine-végétale* ou *végétative*. — Voilà la loi complète et absolue; le siège de la première vie est à la tête, c'est-à-dire au cerveau et au cervelet; le siège de la deuxième vie est à la poitrine, c'est-à-dire aux poumons et au cœur.

Autre remarque toute physionomique : l'étude du mouvement du sang dans les artères et dans les veines a une importance très grande pour connaître le jeu des passions humaines et leur effet sur la figure de l'Homme. Ainsi, dans une passion violente où se produit un redoublement d'énergie vitale, *la colère* par exemple, tout le sang du cœur remonte vers la tête, et la face devient rouge. D'autres fois, par l'effet d'une commotion tout opposée, comme dans *la peur*, le sang reflue vers le cœur, le cerveau se vide de sang et la face devient blanche. C'est là un de

13

ces phénomènes que le peintre a besoin de connaître, s'il veut représenter une scène dramatique et donner à ses personnages les effets physionomiques et passionnels qui leur conviennent.

Mais les observations sur le système circulatoire nous conduiraient loin, nous sommes forcé de nous interrompre, car il s'y rattache tant de questions : celle des tempéraments, celle des races, celle des âges, des climats, des habitudes, des mœurs, des vices comme des vertus, que cela sortirait tout à fait du cadre étroit et limité que nous nous sommes tracé.

Si des choses de la nature nous passons à celles des arts, nous trouvons que pour le jeu des veines, comme pour celui des mouvements du corps, comme pour celui des mouvements d'expression, ce n'est que dans les produits de l'art moderne qu'on les trouve ; les anciens en faisaient à peine l'étude.

Sur les statues égyptiennes, on ne trouve jamais de veines, comme jamais de mouvement ni d'expression ; sur celles de l'art grec archaïque, très peu.

Sur l'art grec de la belle époque, à peine ; une veine par-ci par-là au bras ou à la cuisse, très peu aux pieds et aux mains, où elles sont indispensables. C'est sur l'art de l'époque romaine, qu'on appelle un peu trop légèrement l'art de la décadence, que les veines apparaissent avec le mouvement du corps.

Quant à nous, nous devons blâmer l'absence complète de veines sur toute œuvre d'art, où il y a action et mouvement : c'est détruire la vitalité, c'est faire de l'art factice et conventionnel, de l'art demi-mort ; c'est gratuitement prendre dans l'art ancien ce qu'il y a de morne et de froid ; et pour preuve, citons un exemple. Louis David, qui était idolâtre et fanatique du bel art grec, nous donne dans sa composition remarquable du *Combat des Sabines* (1799, musée du Louvre), une fureur calme, un combat à froid : des hommes dans toute l'ardeur d'une lutte à mort, qui n'ont ni muscles en action ni veines aux membres. C'est un chef-d'œuvre si l'on veut, et nous le concédons sur certains points, mais au point de vue de l'action, et nous pouvons ajouter de la vérité historique, et surtout *des caractères ethniques* des peuples représentés, cette scène est incomplète et défectueuse. De plus, on y trouve des formes rondes et molles noyées dans la graisse, des hommes nus qui n'ont rien de cette belle couleur dorée que donne à la peau humaine l'action du soleil. Enfin c'est de l'antique fait à la moderne, ce n'est pas encore là le grand art de l'avenir que révélera la science.

Les veines sur les antiques : — Ainsi peu de veines, sur les antiques, aux femmes généralement ; pas de veines non plus aux statues de convention, à celles des dieux, aux figures au repos, l'*Apollon* (Rome), l'*Hermès* dit de Praxitèle (Munich). Mais aux figures qui sont des études vraies, l'*Achille* par exemple, on en voit une au bras, malgré sa peau dure comme une cuirasse.

Le *Gladiateur* d'Agasias, figure en action, montre très bien l'*artère crurale* aux deux jambes et des veines aux bras. Le *Faune* dit de Barberini (Munich) a aussi des veines aux jambes, quoiqu'il soit endormi.

Le *Laocoon* (Rome) en a considérablement, ce qui s'explique par les mouvements qu'il fait, et les souffrances qu'il endure ; ses deux fils, qui sont dans le même cas que leur père, n'en ont aucune.

Le *Tibre* (Louvre) a deux veines au biceps, et des veines très visibles aux mains et aux pieds. Il est au repos.

Si des antiques nous passons à Michel-Ange, toujours extravagant, nous trouvons qu'il a mis des veines à son

Christ mort de la descente de croix, ce qui ne devait pas être, et qu'il n'en met pas à son Christ vivant qui est debout, ce qui aurait dû exister.

DE LA GRAISSE

(Corps gras ou tissu adipeux; adiposus, latin).

Nous en avons terminé avec les muscles comme avec la partie qui leur sert de première enveloppe et qu'on nomme l'*aponévrose générale*. Mais il y a encore deux autres sortes de téguments, qui recouvrent nos chairs et amortissent les formes : *la graisse*, qui le fait irrégulièrement, et *la peau*, qui le fait d'une manière obligatoire, générale et permanente.

La graisse est cette substance organique, jaunâtre que l'on connaît ; nous n'avons pas besoin d'en faire la définition chimique. Elle est logée sous la peau, dans de petits sacs formés par le tissu cellulaire ; elle occupe la surface des muscles, et se montre par masses souvent très abondantes et aussi très irrégulières, aux joues, aux reins, etc.

Sa présence est généralement le fait d'une constitution physique prédisposée ou d'un manque d'activité, ou d'une alimentation trop abondante ; néanmoins elle se montre plus abondamment chez le tout jeune enfant que chez l'enfant plus avancé ; chez l'adulte de quarante à cinquante ans, que chez l'homme de vingt ou de quatre-vingts ans. Plus aussi chez la femme que chez l'homme ; plus dans certaines races que dans d'autres, chez les blonds que chez les bruns ; plus chez les tempéraments lymphatiques ou sanguins, que chez les nerveux et les bilieux ; plus chez les faibles et les paresseux que chez les forts et les courageux, etc., etc.

Au point de vue qui nous occupe, la graisse est-elle une condition de beauté et d'amélioration des formes? — Non! — Elle adoucit, elle amollit, elle semble embellir la femme surtout, mais elle détruit la vraie forme et le caractère des muscles, qui seuls constituent la vraie beauté dans la forme humaine, comme dans la forme chez l'animal; un cheval simplement gras, n'est pas un beau cheval; et l'on peut dire d'une manière générale, que *si l'amaigrissement est la laideur du pauvre, l'engraissement est la laideur du riche;* l'une est repoussante par *atrophie*, l'autre l'est par *hypertrophie*.

Les peuples habillés et trop vêtus ne connaissent pas la vraie beauté des formes, ils prennent les contours arrondis et amollis pour de la beauté, laquelle n'est pas ainsi faite: l'*Achille*, la *Vénus de Milo*, ont des muscles et les contours fermes que donne leur présence immédiate sous la peau. C'est donc le muscle et le muscle seul qui donne, chez la femme comme chez l'homme, la forme et le principe de la vraie beauté.

Néanmoins il faut compter la graisse pour quelque chose, car elle accompagne le plus souvent la personne en santé. Quant aux hommes, chez lesquels la graisse est en général plus rare encore que chez les femmes, ceux de l'antiquité grecque n'en présentent point. Point de graisse ni sur l'*Achille*, ni sur le *Cincinnatus*, ni sur le *Gladiateur*, trois chefs-d'œuvre du musée du Louvre, ni sur tant d'autres statues de la belle époque.

L'*Hercule Farnèse* (musée de Naples), ce type si merveilleux de force musculaire, qui semble ne jamais avoir existé tant la race en paraît détruite, ne présente bien à l'œil que des muscles et pas l'ombre de graisse.

Art romain. — La graisse n'apparaît bien sur les antiques qu'à l'époque romaine, époque de l'abaissement de

l'art : c'est là que les formes rondes et molles se présentent.

Le *Germanicus*, le plus beau chef-d'œuvre de cette époque (musée du Louvre), représente un homme de distinction, qui vivait habillé ; il a déjà des formes amollies, et
l'on sent chez lui de la graisse sur les muscles. Tous les
Antinoüs sont dans le même cas, et plus encore, ils ont
des formes rondes et molles, on sait pourquoi ! C'est bien
un type romain celui-là. Le joli torse de Bacchus, du
musée de Naples, est de même (voir École des Beaux-Arts,
cour du Mûrier), et tant d'autres œuvres que nous pourrions citer.

Quant à l'effet de la graisse sur la figure humaine, quoi
de plus beau que la tête admirable et si connue de l'ignoble empereur *Vitellius?* Quel plus beau modèle offrir à
l'étude que cette face si bien noyée dans la graisse?

Art grec. — Dans l'art grec de la belle époque, on voit
toujours des muscles, et pas ou peu de graisse sous la
peau.

La *Vénus de Milo*, nous l'avons dit, n'a que des muscles, c'est ce qui lui donne sa belle forme. — Un autre
chef-d'œuvre, la *Vénus accroupie* du Louvre (Vénus de
Vienne) si malheureusement mutilée, présente de forts
plis sur le ventre, ce qui accuse la présence de la graisse.
Les lombes font comprendre qu'il y a, là aussi, sous de très
belles formes, du tissu graisseux; aussi la Vénus de Milo
est vierge, on le reconnaît à l'état des formes qui sont
très fermes, aux hanches étroites, au ventre plat, aux
seins soutenus. C'est le type parfait de la *Vierge physique*
qu'on admirait chez les anciens. Aussi n'éprouve-t-on pas
le moindre soupçon de sensualité en la regardant, tandis
que la Vénus de Vienne a cessé d'être vierge; on le voit à
l'ampleur du bassin. Cette statue se rapproche du carac-

tère des œuvres de l'art moderne. La Vénus de Milo vivait nue, la Vénus accroupie vivait vêtue, dans le luxe et dans la mollesse. C'était déjà la femme du monde et des plaisirs, la femme corrompue de la vie actuelle ou de la civilisation moderne.

Une autre *Vénus accroupie*, celle du Vatican, quoique dans la même pose, est bien différente de nature avec celle de Vienne ; elle est vierge celle-ci, aussi le ventre n'a pas tous ces plis graisseux, les hanches sont étroites et l'ensemble est plus jeune.

DE LA PEAU

La peau (du latin *pellis*, et en latin *cutis*, en grec *derma*). — C'est l'enveloppe du corps que l'on connaît. Tissu membraneux, dense, épais, résistant, flexible et extensible ; formé de deux parties principales. Le *derme* (de *derma*, grec) qui en est la partie forte, la plus dure et la plus résistante, celle qui constitue le *cuir* chez les animaux. Et l'*épiderme* (de *épi*, sur ; *derma*, peau, grec), qui en est la partie mince, fine, extérieure, superficielle et visible.

Entre les deux se trouve une matière colorante, roussâtre, brune ou noire, qu'on nomme *pigment* (de *pigmentum*, couleur, latin), qui donne à la partie visible de la peau, selon la quantité qui s'y trouve, les différentes couleurs que l'on rencontre sur toutes les races d'hommes, et que, chez les moins teintés des peuples comme chez nous, on voit perçant l'épiderme, et allant colorer, souvent fortement, certaines parties de notre corps, ainsi que les cheveux, les yeux, etc.

Si la peau diffère en couleur selon les races, elle diffère aussi en épaisseur selon les individus, et même en

beauté et en sensibilité. Elle est plus fine chez la femme
que chez l'homme, d'une manière générale. Elle est plus
pâle, plus douce chez l'habitant des villes que chez celui
des campagnes; plus forte, plus résistante chez les sauvages des contrées chaudes qui vivent nus, que chez les
civilisés des régions froides qui sont abusivement couverts (1). Les arts s'en ressentent dans nos climats, on le
reconnaît aux œuvres produites, aussi bien en sculpture
qu'en peinture (2).

Une statue moderne aussi bien qu'une étude peinte,
qui a été faite d'après un modèle dont la coutume est d'ê-
tre habillé, et qu'on déshabille pour la circonstance, se
ressent de cet état : la peau en est plus blanche, plus molle,
plus sujette à se plisser, à se friper, tandis que, si on la
compare à une œuvre de l'art antique, une statue égyp-
tienne ou grecque de la belle époque, à l'*Achille* par
exemple, qui a une peau dure comme du fer, ou à la
Vénus de Milo, on trouve sur ces dernières, plus de solidité et de résistance dans la peau, comme aussi plus de
fermeté dans les formes : certaines finesses n'y sont pas,
mais le caractère en est plus primitif, la forme plus réellement belle. Il faut la vie naturelle, et l'action mieux
sentie de l'air et du soleil, pour produire une belle peau
et constituer la grande, la noble, la réelle beauté (voir plus
loin à l'article Couleur de la peau humaine).

(1) Et s'il m'était permis de parler médecine, je dirais plus, je dirais que
chez l'Homme la peau se durcit et se renforce à l'air, au point de faire cuirasse
et de devenir vêtement. Il faut bien qu'il en soit ainsi pour ceux qui vivent
nus, sans quoi la fluxion de poitrine ne manquerait pas de se déclarer.

(2) Tout corps portant flanelle, ce qui lui constitue une sorte de
deuxième peau factice, n'est pas fait pour être représenté nu, et par conséquent servir de modèle.

DES POILS EN GÉNÉRAL

ET DES CHEVEUX EN PARTICULIER

L'Homme est venu sur terre, le corps et la face glabre (de *glaber*, latin), c'est-à-dire *sans poils*. C'est même un des traits caractéristiques de l'espèce humaine à ajouter à tant d'autres. On ne connaît pas réellement d'exemples d'hommes couverts de poils à la façon des animaux. Les *Aïnos*, peuples de la pointe septentrionale du Japon, en ont plus que les autres, mais n'en sont pas, pour cela, recouverts complètement. Le poil ne peut exister sur le corps ou sur la face qu'à l'état d'exception, ou de cas pathologiques (1).

L'Être humain est donc constitutivement sans poils, son beau corps et ses belles formes l'indiquent suffisamment. Il vient au monde *nu*, il vit ou peut vivre *nu;* mais du moment où, par le fait de la nuit et des hivers, il s'est mis à jeter quelque chose sur son corps, il ne s'est plus arrêté, et par ce fait, il a pu se répandre sur tous les points du globe, même aux zones glaciales.

Toute la question du poil dans l'espèce humaine se résume dans l'*étude des cheveux*. Le cheveu est le véritable poil humain. Le Créateur, en souverain artiste, a voulu en recouvrir cette boîte osseuse qu'on nomme le *crâne*, et qui ne porte en soi ni beauté, ni charme, ni

---

(1) Ce fait a été étudié par Broca à la Société d'anthropologie. On lui a présenté un homme originaire de Russie dit l'*Homme chien*, qu'on a connu à Paris; cet homme et son enfant avaient la face complètement couverte de poils à la façon des barbets; on a reconnu que c'était le fait d'une sorte de maladie qui a transformé l'état de la peau; ce qu'on nomme dans la science *un cas pathologique*.

action, ni communication avec le dehors ; on peut même
dire que le crâne est une chose si laide qu'il était nécessaire de le cacher ; et la Nature y a fait croître une végétation tout animale qui est devenue la plus belle parure
de notre visage, surtout chez la femme.

Chez l'homme, chez l'être mâle, le Créateur a voulu
orner sa face de cet amas de poils qu'on nomme la *barbe*.
Je dis *a voulu*, car je vois toujours une volonté à ces choses. Néanmoins ce fait intentionnel ne présente pas ici
un grand caractère de fixité, car on voit des populations
entières chez lesquelles le mâle est complètement imberbe :
témoin, un grand nombre de tribus qui ont été trouvées
ainsi privées de barbe, chez les naturels des deux Amé-
riques.

Notre œil a aussi été orné du charmant coup de pinceau qu'on nomme *sourcil* et qui n'est bien qu'un ornement, puisqu'il n'a pas la moindre utilité. On trouve une
raison à l'existence des cils, on n'en trouve pas à celle des
sourcils. Leur existence n'est donc qu'une question d'esthétique ou d'art, et la Nature fourmille en incidents qui
ne s'expliquent que de cette façon. Enfin arrive le fait
produit par l'âge de puberté (de pubes, *poil*, latin) chez le
garçon quand il passe à l'état d'homme, chez la fille quand
elle arrive à l'état de femme. Mais nous n'avons pas à nous
en occuper.

Constitution des cheveux. — Les cheveux se composent
anatomiquement de deux parties : le *bulbe*, ou la racine,
et la *tige*, ou le cheveu proprement dit : le cheveu, et tout
poil en général, contient à l'intérieur une moelle qui lui
donne sa couleur, couleur produite par la même substance
que celle qui colore la peau, le *pigment*. Seulement ce
liquide colorant agit sur les cheveux plus fortement que
sur la peau.

Les cheveux sont par nature très sensibles aux variations atmosphériques ; l'humidité les allonge, la séche-
resse les contracte, la grande chaleur les racornit (témoin
ceux du nègre).

Caractères ethniques. — Les ethnographes se servent
beaucoup des cheveux pour la distinction des races humaines, comme aussi de la coloration de la peau : c'est
un abus, car la couleur en toute chose manque de consis-
tance et de fixité. La couleur est le caprice dans la nature ; c'est la forme, et la forme seule, qui est la force et la
raison solide des types ; aussi est-ce à la forme qu'il faut
s'adresser pour la définition des races. Les mots de *races
blanches*, *races jaunes*, *races rouges*, *races brunes*, *races
noires*, ne doivent être pris que pour des apparences sans
grande valeur, sans fond solide.

Mais arrêtons-nous là, nous ne traitons pas ici la
grande et grave question des Races humaines. Nous la
réservons pour un travail à part que nous donnerons un
jour et qui en vaut bien la peine. Quant à la question des
cheveux, nous la traitons tout au long dans notre article
des *Bruns et des Blonds* (voir plus loin).

DES ONGLES

L'ongle (de *unguis*, latin) est une lame dure, cornée,
demi-transparente, occupant l'extrémité des doigts et les
protégeant.

Les ongles croissent comme les cheveux, mais ils n'ont
pas ou peu de pigment. Ils sont absolument de même
nature que les griffes du lion, les sabots du cheval, les
serres de l'aigle. Mais, comparés aux animaux, les ongles

chez l'Homme comme les dents, sont réduits à la plus simple expression.

Le bel ongle humain est l'ongle long, il accompagne presque toujours une main allongée et des doigts effilés. Si on ne coupait pas les ongles, ils pousseraient toujours en tournoyant et en se courbant par en dedans. Le peintre Solvyns a vu dans l'Inde et a dessiné des fakirs (fanatiques religieux) qui étaient restés dix ans les deux mains croisées et dans la même position : les ongles d'une main avaient traversé les chairs et ressortaient de l'autre côté de l'autre main.

Pour les œuvres d'art, peu de chose à dire, si ce n'est que dans les statues antiques, les ongles sont comme nous les portons, et sont toujours très bien faits. Les anciens n'apportaient pas de négligence sur ce point.

DES PLIS, DES RIDES

ET AUTRES RUGOSITÉS DE LA PEAU

Qu'est-ce qu'un pli? qu'est-ce qu'une ride? Quelle différence y a-t-il entre ces deux sortes de sillons formés sur notre peau, sillons qui sont si nombreux sur la face du singe, sur le pachyderme, sur la peau de l'éléphant? Les plis chez l'Homme, sont l'effet d'un mouvement produit qui a laissé des traces : les rides sont un signe de vieillesse : les plis ont lieu sur le corps principalement; les rides sur la face. Les plis, quand les arts les reproduisent, peuvent être parfois signes de beauté; les rides, jamais. Un pli sur un noble front peut être l'effet d'un acte volontaire et intelligent amené par le creusement de la pensée; une ride n'est que l'effet de la dégradation physique et de l'altération du temps, comme la lézarde d'un mur.

Des plis qu'on trouve sur le corps humain.

Les plis sont donc l'effet d'un mouvement produit sur le corps, sur les membres, sur les doigts et qui à la longue laissent une marque.

En général, le mot *pli* ne marche pas seul; il est pli de quelque chose; il lui faut un complément, comme on dirait : *pli de chair, pli de graisse, pli d'articulation, pli du front, pli du cou, pli du bras, pli du jarret, pli des doigts.*

Les idées de pli et de ride se confondent souvent ensemble; pourtant le pli est chose nécessaire et obligatoire; la ride, jamais.

Ainsi les plis qui sont aux phalanges de nos doigts, quand nous les allongeons, sont les plis obligés des articulations, puisqu'on les trouve sur les plus jeunes enfants.

Sur la face nous avons divers sillons qui sont des plis et non pas des rides. Sur le cou également. Au torse, à sa partie tournante près du nombril, deux plis se forment généralement, qui n'ont aucun rapport avec les signes de la vieillesse.

Il en est de même aussi du dedans de la main, qui présente plusieurs sillons à l'aide desquels les charlatans chiromanciens (de *chéir*, main, et de *mantéia*, divination, grec), tirent la bonne aventure. De ces sillons, il s'en détache deux qui sont inévitables ; l'un qui est transversal, et causé par la flexion des quatre doigts ; l'autre produit par la contraction du muscle thénar, qui amène le pouce en avant; cette fonction si nécessaire n'a rien de commun avec les rides produites par les années.

Les plis trouvés sur les beaux antiques.

En principe, la jeune et belle nature à chair ferme, à peau résistante des contrées du soleil, n'a pas ou peu de plis sur le corps. Tous les beaux antiques sont dans ce cas. Néanmoins, voici ce qu'on trouve sur plusieurs d'entre eux.

Sur le front des plus beaux bustes de l'art grec, on trouve au milieu deux lignes transversales qui sont, comme nous l'avons dit, des plis du travail intellectuel de poètes, de philosophes habitués à la réflexion : ce ne sont pas là des rides de vieillesse.

Sur le col d'une femme jolie, un peu grasse, on voit un ou deux plis par devant, ce ne sont pas non plus des rides. La *Vénus de Milo* elle-même les possède (1).

Le *Germanicus*, chef-d'œuvre d'une exécution parfaite, a les plis indiqués sur le cou et sur le ventre. L'*Achille* n'a pas de plis, mais il a une peau très dure et il est d'une exécution infiniment moins soignée. Le *Jason Cincinnatus* présente des plis de peau sur le ventre, qui sont assez mal rendus. La *Vénus accroupie* de Vienne a, elle, des plis de graisse sur le ventre qui montrent combien la graisse détruit la forme. Ces plis sont tout à fait irréguliers, et même disgracieux.

Il y a également au musée du Louvre, salle des Coustou,

---

(1) A propos de cet admirable chef-d'œuvre, j'ai trouvé au dos de cette statue à l'articulation de l'épaule, deux malheureux plis qui m'ont affligé : ils sont d'une telle médiocrité d'exécution, qu'ils laisseraient croire que cette sublime chose pourrait n'être qu'une copie d'un original perdu ; quelle désillusion s'il en était ainsi ! J'aime mieux croire qu'il y avait là un bras ou quelque chose qui a gêné l'artiste dans son travail !

une *Vénus au bain*, d'Allégrain, qui montre aussi très bien ce que sont les plis de graisse sur la femme jeune et belle de nos climats. On le voit au torse comme au bras.

Quant aux deux plis qui se forment près du nombril, au tournant du torse, sur toute personne assise et dont j'ai déjà parlé, on les trouve sur tous les beaux antiques.

DES RIDES COMME DES PLIS

QUE L'ON VOIT SUR LA FIGURE HUMAINE

La ride (*ruga*, latin; *rhytis*, grec) est un plissement de la peau, qui se fait principalement sur le visage et sur le cou. Elle est produite par l'âge, la fatigue, les chagrins, les passions, la maigreur exagérée, la contraction trop fréquente des mêmes muscles.

Certains tempéraments trop violents comme certain état d'une peau trop fine, contribuent à ce plissement hâtif.

Rides du front. — Ce sont les premières et les principales des rides de la face, les plus nobles quand elles sont peu nombreuses et occupent le milieu du front. Ces rides sont toujours horizontales et souvent occupent tout le front. Nous avons dit aux plis (voir plus haut) ce qu'il en était, sur une tête d'homme belle et intelligente.

Nous renvoyons cette étude si intéressante, et dont tant de physionomistes se sont occupés, à notre *Traité de la Figure humaine*, où l'on trouvera une étude complète de la question des fronts.

Les plis ou rides du front sont le résultat d'une contraction longue et continue des muscles frontaux, ou de fatigues éprouvées par quelque cause physique. Ces plis ou rides tiennent tellement aux muscles, que là où le muscle frontal cesse, les plis cessent également. Chez l'homme chauve, sur son crâne dénudé, la peau est toujours lisse et brillante ; il semble qu'on voit sur cette peau la transparence de l'aponévrose sous-jacente.

La clef de voûte. — Nous donnons ce nom aux deux plis verticaux qui descendent du front et occupent la région intersourcilière ou le haut du nez. Nous les nommons plis et non rides, quand ils sont réguliers et bien conformés, parce qu'ils sont inséparables d'une tête d'homme belle et intelligente ; s'ils sont plus nombreux, ils font ride. La femme, qui pense moins que l'homme, ne les possède pas au même degré.

Ces deux plis sont causés par le relâchement ou la fatigue du petit muscle, *le pyramidal du nez* (voir) qui se trouve isolé, ainsi que du muscle sourcilier et de l'orbiculaire des paupières. Ces deux plis sont le plus souvent accompagnés de deux petits plis transversaux placés au-dessous.

On trouve ces deux plis, comme ceux du front, bien formés sur les beaux bustes des poètes et philosophes grecs, et chez nous il n'y a pas une belle tête d'homme de cinquante ans, sans les posséder.

La patte d'oie. — Voilà réellement un faisceau de rides et pas autre chose. C'est un groupe de petites rides en forme d'éventail placé sur les tempes à l'extrémité du canthus externe ou bord de l'œil. Nous employons ce nom vulgaire, n'en ayant pas d'autre à notre disposition. La patte d'oie est l'indice des personnes qui approchent de la cinquantaine ; on en fait dans le monde un signe précurseur de la vieillesse. Ce groupe de rides est le résultat de la fatigue de l'orbiculaire des paupières, des habitudes du clignotement, peut-être aussi d'un certain état de la vue. L'action du grand nerf facial qui passe de ce côté et qui dirige tous les mouvements de la face, doit y entrer pour quelque chose.

Le sillon lacrymal (de *lacryma*, larme, latin). — Ici ce n'est ni un pli ni une ride, mais c'est une gouttière dont il nous faut parler ; elle part du coin de l'œil, près du nez, et descend du larmier où se trouve la glande lacrymale, qui produit les larmes. Ce sillon qui semble creusé par les pleurs existe toujours plus ou moins, il marque la tristesse et est très accentué chez les personnes qui ont beaucoup souffert ou, de grasses qu'elles étaient, ont beaucoup maigri.

L'*hypophthalmion* (de *hypo*, au-dessous et de *ophthalmos*, œil, grec). — C'est un mot ancien repris par Vicq-d'Azyr pour désigner le *dessous de l'œil*. Nous donnons ce nom au fort sillon qui se trouve souvent placé très bas au-dessous de l'œil, chez les personnes grasses et à peau molle. Il est le prolongement du *sinus ou sillon lacrymal*, et marque la séparation du muscle orbiculaire des paupières, et son isolement de la pommette.

Le grand risus (mot latin qui veut dire *le rire*). — Nous donnons ce nom au long pli ou la grande gouttière qui descend un peu obliquement du bord du nez, et sépare la bouche de la joue, il s'augmente encore dans le rire ; il marque la finesse de l'esprit, la tendance à la moquerie, à la satire. Il était très accentué chez Rabelais et chez Voltaire, on le trouve également sur tous les acteurs comiques. Il doit être le résultat de la grande mobilité des deux zygomatiques (voir) et marque la limite du muscle orbiculaire des lèvres.

Le petit risus. — C'est celui qu'on trouve à la commissure des lèvres, et qui n'est que la répétition de l'autre risus ; aussi, si l'un marque *le gros rire*, celui-ci indique simplement *le sourire*. Il est produit par la même cause et donne, sur une jolie tête de femme surtout, le charme, la

14

vraie beauté d'expression. C'est donc encore plutôt un pli qu'une ride ; le temps le transforme en ride quand la lèvre inférieure arrive à tomber.

Quant aux autres rides que l'on voit sur le nez, sur les lèvres, sur les autres parties du visage, il ne faut pas nous y arrêter, elles sont l'effet d'une vieillesse excessive, et ne sont que de véritables fripes qui montrent la décrépitude. La misère, les souffrances prolongées, le vice et tous les signes de dégradation physique, d'abêtissement ou de dépravation morale, produisent cette dépression, ce dessèchement de la peau, qui, unis au relâchement des muscles, donnent la vraie laideur.

Des plis ou rides du cou.

Les plis sur le devant du cou ne sont jamais, comme nous l'avons dit, des signes de vieillesse ou de laideur, au contraire; ils ne se trouvent, au nombre d'un ou deux, que sur des personnes jeunes et belles, à la condition qu'elles soient grasses.

Il n'en est pas de même des plis latéraux du cou, qui sont de véritables rides, car ils ne viennent qu'avec l'âge; ce genre de plissement est très facile à comprendre quand on connaît la nature du muscle peaucier qui, par son relâchement, sert à les produire. Aussi sont-ils toujours, comme pour la face, produits dans le sens opposé à l'action des fibres de ce muscle. Ces plis latéraux ou rides du cou sont aussi assez réguliers, comme le sont ceux du front.

L'état de la main, du dessus principalement, marque aussi l'âge et la vieillesse par ses rides, surtout les mains abîmées par le travail et la fatigue.

RAPPORTS ENTRE LES MUSCLES DE LA FACE

ET L'EXPRESSION PHYSIONOMIQUE.

C'est le peintre Charles Lebrun, qui le premier dans un atlas in-folio de vingt têtes, grandeur naturelle, a défini les caractères des passions en ce qu'elles ont de visible sur la physionomie; mais, ignorant l'anatomie faciale, il n'en expliquait que le fonctionnement extérieur. Tous ceux qui sont venus après lui ont agi de la même façon.

Il n'existe encore, à l'heure qu'il est, qu'un seul homme qui ait tenté de trouver les rapports entre le jeu des muscles de la face et son expression physionomique; rapports très difficiles à établir à cause de la grande mobilité que présente l'expression humaine.

Et cet homme c'est Duchenne, de Boulogne, mort récemment, que j'ai beaucoup connu, et avec qui j'ai eu de nombreux entretiens, à l'époque où je faisais, au boulevard des Capucines, mes conférences sur la physionomie humaine.

Le Dr Duchenne était parvenu, avec l'aide de l'électricité, à faire marcher divers muscles de la face chez un malheureux modèle, un homme très maigre, qu'il employait à cet usage. Et au moyen de l'étincelle électrique il excitait en lui divers nerfs de la face, et obtenait certaines grimaces répondant à l'expression tantôt de *terreur*, tantôt de *rire*, tantôt de *douleur*, selon les cordons nerveux qu'il mettait en action.

Le rire, il l'obtenait en agissant sur les zygomatiques; l'expression de terreur en agissant d'une façon irrégulière sur les muscles du front. Alors le malheureux patient ouvrait la bouche, et peut-être souffrait-il réellement. Mais

encore un coup, comme cela n'était bien qu'un effet mécanique, et nullement volontaire chez l'individu, ce n'était,
en réalité, qu'une pure grimace.

Duchenne, de Boulogne, en a obtenu des photographies
qu'il m'a remises, et que depuis il a publiées.

Je crois que ces expériences reprises et continuées
pourraient conduire à la connaissance du vrai fonctionnement des muscles de la figure humaine; mais il faudrait
que ce fût répété un très grand nombre de fois, et que des
artistes voulussent bien se mettre de la partie.

(Voir aux Muscles de la Face.)

TROISIÈME PARTIE

ou

PARTIE COMPLÉMENTAIRE

PRÉSENTANT TOUT CE QUI PEUT ÊTRE UTILE

A L'ART EN GRANDEUR, A L'HUMANITÉ EN PERFECTION

SUR LA COULEUR DE LA PEAU HUMAINE

ET SA VALEUR POUR LES BEAUX-ARTS.

On a vu (page 199) ce qu'est la constitution de la peau humaine, son caractère anatomique, son rôle dans le dessin des formes; mais si de cette étude toute générale, nous voulions passer à une étude ethnographique, à l'état que présente la peau chez les peuples et dans les diverses races, au seul point de vue de sa coloration, cela nous conduirait loin.

Il y a pourtant là-dedans une des questions vitales pour l'art et dont nos peintres malheureusement ne prennent aucun souci. Mais comment aborder ce sujet et le traiter au nom de la science? — Un gros volume rempli de planches coloriées n'y suffirait pas. Oh! n'y touchons pas, cela nous a déjà été assez pénible (1). — Et puis, des goûts et des couleurs, il ne faut point disputer, dit le vieux proverbe.

Tout ce que nous pouvons faire, c'est de donner, de la façon la plus succincte, un résumé des recherches que nous

(1) Dans l'été de 1870, à l'époque où je faisais mon cours, d'anthropologie à la Sorbonne j'avais entrepris une publication de ce genre, un *Traité des Races humaines*, fait au point de vue de l'art. Un homme que j'ai toujours aimé, et dont je suis bien aise de rappeler le nom, M. Alfred Arago, alors directeur des Beaux-Arts, avait mis à ma disposition une somme importante, et je faisais un bien beau livre, un livre profondément utile. Je publiais avec renseignements à l'appui, plus de *Deux cents* des plus beaux portraits de tous les grands types des Races de l'humanité. Mais l'Année terrible arriva, et tout fut emporté avec la guerre néfaste.

J'avais pourtant mis quinze ans à me procurer les plus beaux ouvrages, à rassembler les plus précieux matériaux. — Qui fera maintenant une pareille œuvre? — Quelle perte pour la science, pour l'art, pour ma renommée !

avons faites sur cette très curieuse et très intéressante étude ; en voici quelques points.

Si l'Humanité tout entière NE FAIT QU'UN, quand il s'agit de sa constitution anatomique ; si elle est unique et *absolument unique* dans les lois de sa formation, elle est des plus variées dans ses caractères physiques et dans les effets de sa coloration.

Chaque peuple, chaque climat produit une couleur de peau qui lui est propre ; sur ce point, nos peintres peuvent donner libre cours à leur imagination. Ils peuvent tout hasarder, pourvu qu'ils tiennent compte d'une loi rigoureuse qui est celle-ci : — *La couleur des êtres humains à représenter doit toujours être en accord avec le climat où l'on fait vivre les hommes.* — Voilà la règle à suivre.

Maintenant, comme théorie de ce que nous avançons, voici ce qu'il y a de vrai dans cette question, ethnographiquement parlant, et comment nous pouvons le faire comprendre :

L'HOMME PRIMITIF pour nous, celui que nous avons décrit dans notre Prototype, ou si l'on veut, l'Adam et Ève de la science, était PEAU ROUGE, à la façon de ce qu'étaient les anciens Égyptiens ou Mexicains. Il doit donc être admis comme tel et comme ayant vécu forcément à l'état nu, et ayant habité des régions moyennes, mais chaudes. — Alors naturellement, il a dû se passer ceci, à travers des milliers de siècles, c'est que leurs successeurs, les uns partis d'un côté, sous le soleil brûlant de grandes plaines, et sans abris, se sont foncés en couleur au point de devenir — CHARBON — de là *le Nègre*, en passant naturellement par les nuances brun clair du Malais, ou brun bleuâtre du Maure ou de l'Océanien.

Et l'autre descendance, établie du côté opposé, dans des régions froides et montagneuses, s'est décolorée et est devenue — PLATRE — de là *les Blafards* et *les Albinos*, en passant à leur tour par le jaune du Chinois ou le rose clair de nos climats.

Voilà le grand fait de la coloration des hommes catégoriquement expliqué ; voilà toute la théorie des races, au point de vue de la couleur, telle que nous la comprenons.

Vous voyez qu'entre ces extrêmes et parmi ces deux grandes échelles de coloration, l'artiste a un grand choix, soit pour peindre, une fois pour toutes, *l'histoire vraie*, ce qui n'a jamais été fait, soit pour se livrer à toutes les fantaisies vagabondes qui sont plus de son goût.

Et quelles ressources aussi la grande et belle nature peut procurer à *l'art décoratif*, ce à quoi, faute d'études, on n'avait jamais songé !

Aussi nous prions les artistes de notre pays d'y penser sérieusement ; la chose peut devenir grave, car la science marche toujours et elle marche partout à la fois. Il se prépare par la force des choses une grande révolution pour les arts : elle est dans l'air, elle menace d'éclater sous la pression des grandes découvertes des sciences anthropologiques et ethnographiques. Et si le mouvement ne s'accomplit pas en France, tant pis pour eux et pour nos nationaux ; il se fera à l'étranger, chez quelque nation voisine ou rivale, et gare pour notre suprématie dans les arts, dont nous sommes si fiers, et à juste titre !

Ajoutez aux faits de la science d'autres faits non moins concluants qui viennent du monde politique, industriel et commercial ; les voyages rapides, la circulation établie partout ; les travaux gigantesques à travers les continents ; la fièvre qui s'empare des gouvernements, et les pousse à coloniser et à vouloir absorber tout le globe.

Les artistes voudront, eux aussi, conquérir le globe, et je ne donne pas un demi-siècle sans que les plus hardis et

les plus audacieux d'entre eux ne s'emparent de toutes les
belles choses de la nature. On quittera les sujets frivoles
dont le public se lasse, on abandonnera les teintes grises
ou bleuâtres à la mode aujourd'hui, et qui ressemblent à
nos brouillards d'automne, pour retourner aux tons
chauds, aux couleurs vives des beaux climats, aux belles
carnations dorées par le soleil qu'affectionnaient les grands
maîtres de l'art italien, Titien à leur tête; ces vives couleurs dont se servaient aussi les peintres fameux de l'ancienne Grèce, dont les belles œuvres sont malheureusement
perdues.

On retournera à l'Homme vrai de la nature, l'Homme
tel que Dieu l'a créé, et qui de ce côté-là ressemble si peu
à nos hommes habillés — que nous déshabillons pour les
peindre.

Enfin, et pour terminer cette étude que je ne voulais
pas entreprendre, si vous ne me croyez pas, si vous ne
voulez pas admettre que l'Homme primitif, l'Homme de
la vraie nature, avait *la couleur rouge* et qu'il doit occuper
le centre de toutes les colorations humaines, je n'ai plus
qu'un mot à dire :

Ne quittez pas Paris, mais rendez-vous, par un beau
jour d'été, sur les bords de la Seine ou du canal Saint-Mar-
tin, vous y rencontrerez des hommes nus jusqu'à la ceinture qui déchargent des bateaux de sable, vous leur verrez
une peau cuivrée des plus magnifiques, une chair dorée
par le soleil qui se détache admirablement sur cette pous-
sière jaune et sur ce fond d'eau verdâtre, et si vous n'y re-
connaissez pas l'Homme de la création, l'Homme que Dieu
mit sur terre, je n'y comprends plus rien.

Mais la Femme, direz-vous? — La Femme, c'est autre
chose; quoiqu'il soit bien acquis pour nous que la Femme
est venue sur la terre en vertu des mêmes lois que l'Homme,

qu'elle en subit les mêmes effets, que la *Femme primitive*
de la création était cuivrée comme l'Homme, qu'elle jouis-
sait comme lui des mêmes couleurs vives que donne le
soleil ; néanmoins, pour elle, je vous rends toute votre
liberté.

La Femme est toute la poésie pour l'artiste, c'est ce
qu'il adore, c'est l'idéal de ses rêves ; faites-la donc comme
vous la comprenez, comme vous l'aimez. Et si réellement
vous la faites belle et du goût du public, c'est lui qui déci-
dera encore plus que la science, entre votre idéal et la
nature, entre votre fantaisie et la réalité des choses.

Des peintres qui ont adopté l'Homme cuivré ou Peau rouge.

L'Homme rouge, que nous préconisons pour sa peau typi-
que, est de la teinte du cuir neuf, de la terre cuite ou de la
belle feuille sèche ; mais comme cette belle couleur est
brillante et a des reflets métalliques, il est mieux de la désigner sous le nom de *teinte cuivrée :* et en effet, sa couleur
se rapproche mieux de celle d'un beau sou de cuivre rouge
tout neuf.

Cette couleur est donc claire et non brune, elle n'a rien
de commun avec celle du mulâtre, qui est faite du croise-
ment de l'Européen avec la négresse et, chose curieuse, la
nature procède absolument comme le peintre dans ce mélange, c'est la même teinte que celle que nous ferions sur notre palette en mélangeant du jaune-rose clair (notre teinte)
avec du brun noir (couleur de nègre). On voit que dans
ce mélange notre rouge de cuivre y entre pour peu de
chose.

Donc, pour parler le langage vulgaire, notre Homme

rouge n'a pas de *sang noir*, c'est, l'Homme américain des grands naturalistes d'Orbigny et Agassiz.

Voici maintenant les principaux peintres qui ont le mieux compris notre Homme rouge.

TITIEN est le premier, je crois, qui l'ait bien compris : on le voit dans son tableau du *Christ au tombeau* du musée du Louvre.

LE GUIDE admettait aussi l'Homme rouge. LES CARRA-CHES également ; GIORGIONE de même, et ces peintres italiens le prenaient bien sur la nature.

RUBENS a aussi employé l'Homme de cette couleur dans ses tableaux, mais ce n'a été que comme *antithèse décora-tive*, pour l'opposer à sa grosse Flamande blonde. Il agis-sait en fantaisiste ; son Homme rouge est factice, il a des lumières trop blanches,

Chez les Français, CHARLES LEBRUN a très bien rendu notre Homme rouge dans ses grandes batailles d'Alexandre. POUSSIN a également dû très bien le connaître, mais ses tableaux ayant repoussé, on ne peut pas bien juger. JOUVE-NET, dans ses grandes toiles, paraît l'avoir admis, et COYPEL l'avait pareillement bien compris. BOUCHER, lui, l'a pris comme Rubens, simplement pour produire une opposition, à côté de sa femme blanche et de ses enfants roses. Celui-ci, nul n'en doute, ne peignait pas pour faire du naturel.

LOUIS DAVID et son école n'ont pas pris souci de l'Homme cuivré : ils eussent dû le faire plus que tous les autres, eux qui prétendaient relever l'art antique. Leur peinture très soignée au point de vue de la forme y aurait même gagné une partie de ce qui lui manque : *le caractère*. Ils ont fait des Grecs et des Romains qui vivent en chambre. Le soleil ne compte pas pour eux (1).

(1) Et Girodet qui fait le Chactas de Chateaubriand (peau rouge s'il en fut), et qui ne lui en donne ni le type ni la couleur !

Chez les modernes, INGRES, dont on a tant critiqué la couleur de brique, avait bien compris notre Homme de la nature vraie ; mais, n'étant pas coloriste, il le faisait terne et gris.

LÉON COGNIET le comprenait mieux, il l'a prouvé dans son Bonaparte en Égypte. PAUL DELAROCHE également dans son Hémicycle des Beaux-Arts : ses trois grands maîtres de l'art grec formant aréopage en ont le ton, mais un peu pâle ; la femme qui tient les couronnes est mieux.

DELACROIX a usé de l'Homme rouge comme il usait de toutes les teintes de la peau humaine, et cela plus que qui que ce soit, mais ce n'était pas par étude de la nature, c'était plutôt par le sentiment qu'il avait de ces choses. Il a plus trouvé sur sa palette certaines beautés de couleur qu'il ne les a étudiées par la science. HENRI REGNAULT était plus que lui l'homme qui aurait fait marcher les études naturelles et l'observation. Il entrait dans la bonne voie et voyageait ; et cela se conçoit, il était le fils d'un savant ; sa mort est une grande perte pour la cause que nous défendons.

Enfin, je me suis imposé de ne citer aucun auteur vivant dans cet écrit ; autrement je signalerais plusieurs peintres, et des plus célèbres de nos jours, qui ont, eux aussi, fait entrer l'Homme rouge dans leurs compositions.

DES BRUNS ET DES BLONDS

DANS LA NATURE ET DANS LES ARTS.

Voilà encore un sujet dont je ne voulais pas reprendre l'étude, mais j'y suis forcé, car il n'y a pas comme les questions qui semblent de peu de valeur dans la science, pour attirer l'attention du grand nombre. Quand, il y a une dizaine d'années, je faisais encore mes conférences anthropologiques au boulevard des Capucines, ce sont celles sur les cheveux *bruns* ou *blonds* qui m'étaient le plus souvent redemandées. J'avais passé trente années de veilles à chercher les plus sérieux problèmes de la constitution physique de l'Homme, et je me trouvais amené à prendre de préférence l'humanité par les cheveux !

Tout en me plaignant du sort que me réservait la bêtise humaine, je me mis sérieusement à l'étude de ce sujet, et je trouvai qu'il n'était pas aussi futile que je l'avais cru tout d'abord.

Mon aversion pour cette étude venait de ce que la Nature m'avait donné des cheveux roux. C'est affreux, n'est-ce pas, d'être roux pour un homme qui se pique de quelque chose? — Aujourd'hui qu'ils sont passés au blanc, je suis libre d'en parler. — Mes cheveux étaient d'une assez belle teinte, montants et frisés, mais enfin ils étaient bien rouges ! Joignez à cela une petite taille et une excessive timidité; trois mauvais passeports pour entrer dans le monde.

Des quatre grandes couleurs de cheveux que présente l'humanité (je ne parle pas du blanc, qui est la déteinte de tout), 1° le noir ou le brun, 2° le jaune ou le blond, 3° le châtain, 4° le roux, il n'y a réellement de dignes d'intérêt pour l'étude, que les deux extrêmes, le brun et le blond, les deux autres n'étant que leurs intermédiaires ; comme dans les saisons il n'y a que l'été et l'hiver, le printemps et l'automne n'étant que les intermédiaires entre le chaud et le froid.

Les blonds. — Les savants allemands avec lesquels je ne concorde pas pour la question des cheveux comme pour beaucoup d'autres choses, veulent regarder l'Homme blond comme le premier des hommes de la terre, par la raison, d'abord qu'ils sont blonds eux-mêmes : *primo mihi !* — ensuite parce que tous les autres peuples de notre globe, qui ne sont pas encore entrés dans le courant de la civilisation, sont noirs de cheveux ; ce qui n'est pas un motif suffisant pour conclure, ainsi que nous allons le démontrer.

J'ai fait un relevé de la couleur des cheveux sur plus de trois cents hommes des plus célèbres de notre Europe moderne, et j'ai trouvé parmi eux, outre naturellement beaucoup de châtains, un nombre considérable de bruns et très peu de blonds. Il est vrai que j'agissais principalement en France, et la France n'est pas le beau pays des blonds. Le blond est avant tout Allemand, Scandinave, Anglo-Saxon. A mon compte néanmoins, ce seraient les bruns qui auraient la supériorité du mérite et de l'individualité.

Mon type de cheveu préféré. — J'ai dit que, dans n'importe quelle couleur, je n'aimais pas le cheveu mince et qui tombe, parce qu'il manque de force pour se soutenir sur lui-même ; donnez-lui avec cela la couleur jaune et je le rejette complètement. Ajoutez à la personne qui porte ces cheveux de petites dents, des ongles mous et courts, et vous avez une pauvre et chétive nature.

Quant au cheveu que j'aime, c'est le cheveu fort, noir ou châtain, mais ferme, qui monte et se tient bien sur lui-même, soit qu'il se groupe par mèches, soit qu'il frise ou foisonne en s'écartant. De semblables cheveux sur une belle tête, un peu brune de peau, indiquent une nature énergique, une constitution robuste, un caractère ardent et résolu.

Mon type préféré de couleur d'yeux. — Je pourrais aussi, dès le début, indiquer mon sentiment sur la couleur des yeux : il est le même que pour les cheveux. L'œil que j'aime est l'œil noir qui donne le regard vif ; mais est-il besoin de s'y arrêter ? les yeux marchent toujours avec les cheveux, ils ont le même sort, ils subissent les mêmes variations. La science a reconnu que le principe de coloration des uns et des autres était complètement le même.

Le brun dans la nature. — Le brun, pour moi, est l'Homme vrai de la création. L'Homme de mon prototype, comme l'Homme peau rouge est le vrai type de la coloration de la peau. C'est ainsi qu'était le premier homme jeté sur terre, et ceux qui lui ont succédé avaient comme lui la peau rouge et les cheveux d'un beau noir. Et la preuve, c'est que partout on tend à retourner à cette couleur ; c'est que l'enfant qui est blond tend à brunir en grandissant, c'est-à-dire en prenant de la force, au point qu'on peut donner comme axiome que, *dans la période de croissance l'Homme brunit toujours et ne jaunit ou ne* BLONDIT *jamais.*

Comme preuve encore, c'est que tel blond, à la suite d'une forte maladie ou de la perte de ses cheveux, se retrouve souvent à son rétablissement, avoir des cheveux plus bruns que précédemment, et souvent même tout à fait noirs.

Influence géographique ou climatologique. — Ainsi donc, l'Homme brun est pour nous l'Homme réel de la science anthropologique, l'homme type et unique de l'espèce, quand le blond ne serait simplement qu'une des variétés que présente la science ethnologique, une simple diffé-

rence produite par l'action du climat. L'homme à peau
blanche et à cheveux jaunes est l'homme des pays froids,
et son état n'est que le fait d'un séjour prolongé dans des
contrées où la chaleur et le soleil ont fait défaut ; sa chevelure est simplement une végétation humaine qui a manqué
de maturité et chez laquelle la liqueur colorante et chaude
(*le pigment*) s'est à peine produite. Et enfin, cette tendance
à l'altération, à la décoloration, prolongée indéfiniment
et toujours dans les mêmes lieux, transmise de générations en générations, est amenée à constituer un état
normal qui est ce que nous voyons à l'âge actuel de
l'humanité.

Voilà pour nous la théorie de l'existence des blonds sur
la terre.

D'ailleurs ce que nous disons là, pour la déteinte générale des cheveux, comme de la barbe, comme des yeux,
chez l'Homme, est ce qui a lieu dans ces mêmes pays, pour
les autres produits naturels, animaux et végétaux. Les
plantes et les fruits sont moins foncés en couleur dans les
régions froides que dans les régions chaudes. Le houblon
et la pomme qui servent à faire la boisson dans ces mêmes
contrées, donnent deux liquides de même couleur que les
hommes qui les boivent ; quand le vin, au contraire, est la
liqueur des hommes aux couleurs plus chaudes. Il en est
de même, et plus fortement encore, pour les pays qui donnent le café, le chocolat et tous les produits si toniques, si
fortifiants des régions tropicales. Il n'est pas jusqu'aux bois
dont on ne reconnaisse, à la seule couleur, le pays qui les
produit. Est-ce que le sapin n'est pas un bois blanc du Nord,
quand l'acajou et l'ébène, entre autres, sont les bois de la
zone du grand soleil ?

Tout cela est le fait d'une grande et belle loi d'harmonie qui préside à toutes les choses de la nature, et que

Bernardin de Saint-Pierre a si bien fait ressortir dans ses études sur ce vaste et beau sujet.

Une preuve encore entre tant d'autres, que l'état blond des cheveux de l'Homme est bien le fait d'un séjour prolongé en certain climat, c'est que des Ethnologues ont observé et soutiennent que les Juifs établis d'ancienne date dans la blonde Allemagne sont devenus blonds comme les Allemands eux-mêmes, quoique conservant tous les caractères physiques de leur race, si facilement reconnaissable ; ce qui montre, pour le dire en passant, combien les caractères de forme sont solides et tenaces, quand ceux de couleur sont fragiles et passagers,

En Angleterre, ces mêmes Juifs deviennent roux, quand ceux fixés au Portugal (et nous en avons de nombreux spécimens à Paris) sont restés bruns.

Notre thèse est donc dès maintenant soutenable, et il ne faudra peut-être pas beaucoup de temps pour la regarder comme un fait acquis à la science.

Je sais bien que beaucoup de mauvais savants qui sont rebelles à tout esprit de synthèse, et ne croient pas à l'enchaînement des faits, voudront résister et m'opposeront, par exemple, les Lapons et les Samoièdes qui habitent les régions polaires et qui sont des Bruns. — A cela je répondrai que ces peuples ne sont pas de notre grande famille Indo-Européenne ; qu'ils sont d'origine mongolique (Chinois et autres).

Que de plus, ils vivent six mois de l'année sous la neige, dans des cahutes empestées par la fumée ; ils peuvent bien avoir le teint du jambon ou du lard qu'on met fumer dans les cheminées.

Le meilleur Blond : — Il y a plusieurs nuances de blonds, mais celui que je préfère est *le Blond doré*, ce ton jaune tirant un peu sur le roux, ce Blond si connu de Barbe-

15

rousse, qui a la belle couleur de l'épi de blé bien mûr, et où l'on sait que l'action du soleil, qui embellit tout, a passé par là. Il y a aussi un certain blond tendre, qui sied bien à la femme et à l'enfant, mais je ne signale principalement que l'Être mâle.

Quant à tous ces blonds cendrés, ternes, mornes, gris, terreux ou verdâtres, qui ressemblent à des fruits pas mûrs ; ou ce blond filasse, blanchâtre, tout à fait décoloré ; ce sont autant de vilains blonds. Du reste le blond qui monte un peu vers le roux ou le brun est celui qu'ont toujours affectionné, et même jusqu'à l'excès adopté, nos grands peintres coloristes.

Le Châtain : — Ce mot de Châtain vient de la couleur de la Châtaigne, mais il n'est pas bien exact, car grand nombre d'individus dits châtains n'ont pas cette belle couleur brune tirant sur le roux.

Le Châtain est l'homme par excellence de nos climats tempérés ; quoiqu'il tienne le milieu entre le brun et le blond, il procède du Brun, c'est un brun un peu refroidi, un Brun avec un commencement de décoloration, si l'on accepte la théorie que je donne.

J'ai calculé approximativement ce qu'il pouvait y avoir, dans une ville comme Paris, d'hommes et de femmes châtains, j'en ai compté au moins 80 sur 100 ; le reste est formé de 10 à 15 Bruns, de quelques Blonds seulement, et si je mets un roux sur 100 individus, c'est beaucoup. Mais allez seulement voir nos paysans, à trois lieues de la capitale, et vous aurez tout de suite une décoloration très grande, au moins 20 p. 100 en plus de blonds ou châtains clairs, tant il est vrai que la race française, en deçà de la Loire, est encore suffisamment blonde ; quant au delà, elle est demeurée très brune.

Ce qui prouve que les Châtains sont de même origine que

les Bruns, c'est qu'ils en ont les yeux et les sourcils. Quant à nos enfants blonds, ou semi-blonds, ils deviennent, presque sans exception, tous châtains en grandissant.

La femme châtaine existe peut-être un peu moins que l'homme. On dit dans la science : femme *châtaine*, chevelure *châtaine*, quoique dans l'usage on soit rebelle à l'emploi de cette expression.

Le Roux : — qui est le quatrième type de couleur, est aussi un intermédiaire entre le Brun et le Blond, mais il est d'un autre caractère et d'une autre origine que le Blond ou le Châtain, il n'est pas le produit de l'action prolongée dans un certain climat. Il est le fait d'une exception, d'un incident dans la Nature et qui n'a pas de suite, qui ne donne pas de succession, sauf peut-être dans les lieux bas et humides, sauf peut-être en Angleterre ou en Hollande, où l'on en rencontre plus que partout ailleurs ; on peut dire que le Roux n'a pas de résidence fixe, n'a pas de patrie, on le trouve à peu près partout.

Le Roux est encore très proche voisin du Brun, c'est un Brun chez lequel une partie, la partie noire de la matière colorante, a fait tout à coup défaut. Je ne dis pas que par des alliances continues du Roux avec la Rousse, il n'arriverait pas à se fixer. Et encore je suis porté à penser qu'il ne resterait pas roux, il tournerait au blond, car je crois que, dans l'origine, les Allemands blonds ont dû commencer par être roux, et sont peut-être restés à cet état pendant des siècles, avant de devenir tout à fait blonds.

Une preuve que le Roux n'est qu'un Brun manqué, c'est qu'il en a les cheveux durs ; il en a aussi les yeux noirs, car l'on connaît très peu de Roux à yeux bleus. Pour mon compte, j'en ai très peu vu et je vous assure que je les ai bien observés !

La peau du Roux est blanche, plus blanche souvent que

celle du Blond, où il entre toujours un peu plus de jaune. Celle du Roux est d'un blanc rose clair.

Les Roux ont en général la nature et le tempérament des Bruns, la violence et les passions. Ils exhalent aussi parfois une odeur comparable à celle qu'on rencontre si fortement chez les nègres.

Le Roux est traité assez mal parmi nous, l'instinct des hommes ne les trompe pas, sa couleur est mise sur le pied d'une sorte d'infirmité.

Certaines femmes, par mode, se font teindre les cheveux, d'une belle couleur rousse des Vénitiennes, mais en général la Rousse naturelle de nos climats, dans la teinte claire qu'elle donne, et qui approche de celle de nos gros ruminants, est fort peu estimée.

Le Meilleur Brun : — Le type de cheveux bruns étant pour moi le *Type Universel*, je dois ici en limiter l'étude, et la restreindre au Brun de notre Europe. Je ne traite pas des Races Humaines, et n'ai à m'occuper ni de la toison des sauvages océaniens, ni des cheveux racornis et grillés au soleil des Nègres, ni des longues baguettes de tambour de certains mongoloïdes.

Je reste chez nous, dans notre monde civilisé ou artiste, pour qui j'écris ou je parle.

Aussi le Brun que je préconise n'a nul besoin d'être complètement noir de la barbe et des cheveux, ni d'avoir l'air farouche comme certains, ni les traits grossiers, ni un œil dur à faire peur aux petits enfants. Le Brun que j'aime, le réel beau Brun n'exclut ni la blancheur du teint, ni la douceur des traits.

Notre Brun peut donc n'être pas absolument noir, car ce noir contient du rouge à l'état de mélange, comme en contient la liqueur du café noir.

Aussi pour bien nous faire comprendre voici la comparaison que j'en donne :

Le pigment, ou liquide nourrissant et colorant des cheveux, doit être considéré comme la sève d'une plante qui
monte à l'intérieur de chaque poil et lui imprime, en lui
conservant la vie, sa couleur de café ou de gros vin, c'est-
à-dire une couleur noire contenant du rouge. Voilà ce qui
se passe chez le Brun. Puis, supposez qu'une addition
d'eau ou d'un liquide blanc se produise, vous aurez le Châtain si la couleur rouge disparaît. Si au contraire c'est le
noir qui s'en va, vous obtiendrez le Roux. Affaiblissez encore votre liquide et vous arriverez au Blond. Et enfin
supprimez par la pensée tout à fait ce pigment ou principe
colorant, et vous obtenez le cheveu blanc de nos vieillards.

Voilà, encore une fois, la théorie démontrée.

Le vieillard Blanc : — Ceci nous donne en réalité la
cinquième couleur de cheveux, ou plutôt la couleur qui
n'en est plus une, celle qui est l'absence de toute couleur,
le produit de la déteinte complète.

Il y a deux manières de vieillir par les cheveux : l'une
n'est que la perte du principe colorant ; l'autre est la perte
des cheveux eux-mêmes. La première est généralement
la manière de vieillir des Bruns ; la seconde, celle des
Blonds.

Le beau vieillard, à beaux cheveux blancs, si noble, si
vénérable, est pris dans le Brun dont les cheveux plus
forts tiennent et résistent. Ils blanchissent plutôt que
de tomber. Le Blond, au contraire, ayant des cheveux
plus faibles, plus fins, moins résistants, tend plutôt à les
perdre ; de là, la grande quantité de chauves avant l'âge
qu'on trouve parmi eux ; de là aussi, ce vilain vieillard
qui porte perruque, ce vieillard chauve que les Romains
regardaient comme l'homme vicieux, ce qui n'est pas
absolument vrai, car la calvitie provient de la constitution
physique de l'individu, plus encore que de son état moral.

Du rebrunissement des populations blondes.

Voilà une question bien digne d'intérêt pour l'ethnographie des arts, et qui n'est encore qu'à l'état d'hypothèse, mais qui pourrait entrer un jour sérieusement dans la réalité des faits acquis à la science.

Quelques ethnologues, le Dr Boudin à leur tête, ont soutenu que les peuples blonds du Nord tendaient à brunir, sous l'influence des avantages nouveaux que leur procure la civilisation. En effet, ces peuples naguère encore si barbares (les Prussiens en sont le plus frappant exemple) profitent aujourd'hui d'une façon prodigieuse des progrès de la culture, de l'industrie et des échanges. Ils sont mieux logés, mieux vêtus, mieux nourris.

Comme vêtement, ils ont en abondance le coton et la laine; leurs nuits sont rendues moins longues, leurs hivers moins rigoureux par le gaz, les huiles minérales, la houille. La nourriture chez eux devient plus saine, plus abondante, plus fortifiante, par les produits qui leur sont amenés de loin; le vin y est introduit, le café, le tabac, le thé, le chocolat, même la pomme de terre; toutes choses qui étaient ignorées du monde civilisé il y a trois cents ans. L'instruction y est répandue à profusion. Les voyages y sont faciles, les moyens de communication développés sur une vaste échelle. Les transactions s'y font partout, les races s'y mélangent et s'y croisent.

Toute cette somme de bien-être s'accomplit au profit des hommes du Nord (ceux du midi y gagnent fort peu); et cela réchauffe les peuples blonds, les réconforte, les *méridianise* en quelque sorte; et sous cette action bienfaisante il peut se faire que leur constitution se modifie, que leur

chevelure prenne de la force et du teint, comme ces plantes
que l'on cultive en serres chaudes, et qu'on fait venir à
force d'engrais, ou ces fruits qui brunissent quand on les
met au feu.

Ce fait étrange se montre déjà appréciable sur les populations qui habitent les villes, surtout dans les familles ai-
sées de l'Angleterre et de la Hollande. Au Nord de la France
également j'ai trouvé dans certains centres industriels une
population sensiblement plus brune que celle des villages
environnants dont l'aspect n'avait pu être modifié.

J'ai fait encore une remarque semblable pendant la
guerre d'invasion de 1870, sur les armées wurtembergeoises
et bavaroises où je voyais des officiers plus foncés en couleur que n'étaient leurs soldats.

Je ne donne ici que des indications passagères évidemment,
mais je présente cette question comme une de celles dont
on doit continuer l'étude. Elle peut avoir une grande utilité
pour l'art, comme pour la science et l'histoire. Je la recommande aux esprits observateurs, aux artistes qui voya-
geront dans le nord de l'Europe.

Caractères individuels : Parallèle des Bruns et des Blonds.

La coloration des cheveux n'aurait pas une grande valeur
physionomique par elle-même, si elle n'entraînait pas avec
elle la teinte des yeux ; et les yeux sont l'organe par excellence de l'expression du visage, et celui qui est le mieux en
communication avec le cerveau. Voilà ce qui donne la valeur à cette coloration ; car ce qui agit sur les cheveux agit
complètement aussi sur les yeux.

Maintenant, d'après les idées que j'ai émises, on sait que
mon choix est fait et que le Brun, ou tout au moins le Châ-

tain foncé, a toutes mes préférences. Mais sans attacher à la couleur des choses plus d'importance qu'elles ne méritent on voit pourtant sur l'ensemble des individus certaines différences.

Ainsi par exemple les Bruns, en général, sont plus vifs, plus remuants, plus passionnés, plus expressifs de la parole et du geste. Les Blonds sont plus froids, plus réfléchis, moins spontanés, moins entraînants. Les Blonds sont aussi plus soumis, plus laborieux, plus résignés, plus facilement satisfaits de leur condition. Ils sont aussi les hommes des études longues et pénibles, des rudes travaux ; ce sont les vrais producteurs de l'industrie.

Les Bruns méridionaux, les hommes du beau soleil, ces vrais enfants de Dieu, sont plus contemplateurs que producteurs ; aussi, ils n'agissent que poussés par la passion, par le fanatisme. Tous les Martyrs du christianisme étaient des Bruns, comme tous les enthousiastes de la Révolution française !

Les hommes qui se font tuer pour une idée sont des Bruns.

Les hommes qui ne se font tuer que pour un intérêt, ou par devoir, sont des Blonds.

Le Blond est égoïste ou sage. Le Brun est généreux ou fou. Aussi le Blond que la Nature a fait pauvre devient riche par lui-même, quand le Brun que Dieu a fait riche se rend pauvre par sa faute.

Dans les recherches que nous avons faites sur les hommes devenus célèbres, voilà ce que nous trouvons.

Nos grands peintres sont tous des contrées du Midi. Il n'y a que les graveurs et faiseurs de petites œuvres, lentes et patientes, qui soient du Nord. Rubens excepté qui était blond, tous les autres sont des bruns.

Il en est de même des grands musiciens, des poètes, des

romanciers, des grands orateurs, ces hommes si énergiques, si entraînants. Que d'exemples, que de noms dont j'ai la liste dans mes cartons et que je pourrais citer pour montrer qu'ils sont tous des Bruns méridionaux ; et que les brillantes qualités qui rendent l'Homme vraiment sublime sont le produit du beau ciel, du beau soleil. Ma liste s'élève à plus de cinquante, contre un ou deux blonds.

Il en est de même pour la femme ; la Brune est plus ardente, plus passionnée, plus énergique, plus résolue que n'est la pâle blonde. Elle a plus d'amour, comme aussi plus de haine ; ses vengeances sont plus terribles.

La Blonde est la femme du foyer, de l'amitié douce, et de la résignation ; aussi, si la Brune est meilleure amante, la Blonde est souvent meilleure mère.

La Brune fait la grande tragédienne ; la Blonde fait la petite comédienne.

Que d'exemples j'ai encore à citer dans mon dossier, à l'appui de ce que j'avance ! Mais j'irais trop loin ; c'est tout un ouvrage qu'il faudrait faire sur ce sujet de comparaison ; j'aime mieux laisser à chacun faire des remarques et des comparaisons lui-même, en cherchant dans ses souvenirs, en fouillant dans l'histoire, en consultant les biographies et les portraits ; en examinant, comme je le fais chaque jour, les individus vivants.

Enfin, et sans vouloir donner un sens trop absolu à ce que j'annonce, on peut dire qu'il n'y a pas d'homme de génie parmi les blonds, que toutes les grandes idées, les grandes conceptions, les grandes découvertes, proviennent des Bruns, ou des hommes du midi, mais que ce sont toujours les Blonds du Nord qui savent en profiter. Raton qui tirait les marrons du feu était Brun, mais son rusé compagnon qui les mangeait devait être Blond ?

De la Beauté physique des uns et des autres.

L'illustre savant Agassiz a dit que chaque pays fournit son homme, ou du moins, chaque contrée produit son genre de beauté, son type particulier en forme et en couleur. Voilà une vérité dont les artistes devraient apprendre à tirer parti, plutôt que de pivoter sans cesse, par chic et par routine, dans les mêmes formes, dans la même couleur; et cela par basse complaisance pour des amateurs sans goût et sans étude.

L'Enfant : — Chez l'Enfant c'est la couleur blonde qui semble prévaloir. Le jeune enfant à cheveux d'un blond tendre et bouclés, aux joues roses et pommées, paraît être l'idéal le plus voisin de la perfection enfantine. Je l'admets : — Dans les arts on ne fera jamais des amours et des anges aux cheveux noirs, et pourtant ce type existe, mais il est sévère; ou si jamais on représente un enfant à l'état brun, ce sera pour caractériser certain personnage historique d'une haute valeur.

La femme : — Chez elle les deux types, Brun et Blond. se partagent la préférence parmi les hommes, au point de devenir une interminable dispute d'esthétique ou de sentiment. La question de la brune et de la blonde ne se résoudra jamais; elle est insoluble. Il faut les accepter pour deux Êtres tout à fait adorables, et s'en tenir là.

Pour moi, la Blonde aux yeux bleus, bien que plus tendre, plus douce, plus enjouée, me paraît présenter un type moins complet, moins susceptible de perfection que la Brune.

La Brune me semble à la fois plus riche en forme et en couleur. Elle a plus de côtés admirables. Toutes les Blondes paraissent se ressembler. Toutes manquent, dans leur forme, de ce qui constitue en propre une individualité physique. La Brune est plus un Être complet comme l'Homme.

L'Homme : — Quant à l'Homme, l'Être mâle, l'Être supérieur, il n'y a pas à hésiter, du moment où nous reconnaissons que c'est le Brun qui a été l'Homme de la Création, c'est le Brun qui est l'homme supérieur, c'est lui qui l'emporte en beauté virile, en suprême perfection.

Et en effet, il en a tous les signes extérieurs et physiques, la forme, la couleur, l'expression, le regard, le geste, la parole, l'action, tout est pour lui. Si à l'heure présente il ne tire pas parti de sa propre supériorité, s'il se laisse subjuguer par le Blond qui possède sur lui les avantages du nombre, et la puissance matérielle étrangère à sa constitution personnelle, ce n'est pas une raison pour nous faire abandonner une vérité scientifique ou naturelle, devant un fait purement accidentel, qui n'est que social et qui, d'un instant à l'autre, peut se trouver changé.

Qui sait si dans un siècle ou deux les choses ne se passeront pas tout autrement? ou si les Blonds destructeurs des Bruns ne seront pas à leur tour devenus bruns, à la même place de ceux qu'ils auront anéantis, exterminés ou subjugués. Cela s'est vu et l'histoire en fournit de curieux exemples. Les conquérants se fondent toujours dans les peuples qu'ils ont conquis et en reprennent les caractères physiques après en avoir pris la place. Le type se refait, et les générations se recomposent par les femmes.

Côté politique ou social de cette étude.

La Civilisation est venue de l'Orient, pays des Bruns ! Aujourd'hui elle réside au Nord de l'Occident, pays des

Blonds. Les Bruns ont fait l'œuvre, les Blonds en profitent. Ils tendent à devenir les maîtres de la Terre.

Toutes les grandes Capitales sont au Nord ; autrefois elles étaient au Midi : — Paris, capitale de la France, en occupe le Nord. — Londres placé au Nord de l'Europe aspire à dominer le monde par les mers. — En Allemagne c'est Berlin, ville du Nord qui domine ; Berlin n'était rien il y a trois siècles : — En Russie, en Amérique et même en Chine, la ville qui commande, qui domine se trouve au Nord.

Les Anciens nous ont laissé un bas-relief bien curieux ; il représente six sortes de peuples classés par leur valeur civilisatrice. Ce sont les Nègres qui sont les avant-derniers, et les Blonds de l'Europe centrale sont les derniers, ceux que l'on considérait comme les plus barbares. — Les temps ont bien changé ! — A quand la revanche des méridionaux ?

En résumé, comme individus, ce sont les Bruns qui sont les mieux doués et les plus beaux, mais comme groupes, comme peuples, je suis forcé de reconnaître que les Blonds, par leur esprit d'ordre et de discipline, sont supérieurs. Ils gagnent par la collectivité ce qu'ils perdent en individualité.

BRUNS ET BLONDS EN PEINTURE.

Je dois constater ce fait caractéristique ; nos peintres n'aiment pas le Brun, ou ils ont de la peine à s'en servir ; c'est plutôt cela qu'il faut dire. Ils lui préfèrent le Blond, voire même le Roux. Et cela se rencontre dans tous les genres, et dans toutes les écoles.

A quoi tient cette défaveur du Brun parmi nos artistes ? — Je sais qu'on doit tenir compte des exigences techniques.

L'art ne dispose pas des mêmes forces que la Nature; tout
chez lui est affaibli ou amoindri, la couleur comme la lumière. Mais je parle du goût, du penchant de nos plus
grands maîtres.

Laissons de côté les portraits qui commandent l'exacti-
tude, de même que certains sujets historiques. La réalité
c'est que, quand ils sont maîtres d'eux, ils pourraient faire
des Bruns, et ils n'en font pas.

Une des causes à mettre en première ligne c'est que nos
peintres représentent toujours des femmes, plutôt que des
hommes dans les compositions de leur choix, dans leurs
sujets décoratifs, dans leurs allégories.

En cela, ils sont assez bien comme nos romanciers et
nos auteurs dramatiques, qui ne mettent en scène que des
héroïnes et jamais des héros; c'est, pour le dire en passant,
quelque peu de la basse flatterie pour le goût du public
superficiel. Il faut plaire aux Dames, et en plaisant aux
Dames, on est sûr de ne pas déplaire aux Messieurs.

Et comme en général la femme qu'ils représentent est
la femme Blonde, voilà déjà un motif.

Ensuite vient l'enfant, qui abonde aussi dans toutes les
compositions de style, de fantaisie ou de décoration, et
l'enfant ils ne manquent jamais de le faire blond ou roux
frisé. Encore un motif de décoloration dans les œuvres
peintes.

Ajoutez que la femme que l'on peint, et qu'on peint généralement nue, est la femme de nos climats et de nos
mœurs, la femme blanche et fade, la femme que donnent
nos modèles, la femme habillée, et qu'on déshabille pour
la circonstance : — J'ai déjà dit cela cent fois. — Et cette
femme pâle, si on la représentait nue, avec sa chevelure
noire, cela ferait tache au tableau, ça ferait un trou! surtout si la scène représentée se détachait sur le ciel.

Et l'homme, nous, l'homme, nous l'Être fort, que devenons-nous au milieu de tout cela? — Nous ressemblons quelque peu aux danseurs dans les corps de ballets, qui ne sont là que pour servir de repoussoirs, et faire valoir les jambes de ces Dames...

Et dans l'art religieux? — Eh bien! dans l'art religieux, je suis forcé de le dire, les choses se passent à peu près de la même façon.

Nos artistes sont les créateurs de l'Anthropomorphisme, c'est-à-dire de la Divinité reproduite sous des traits humains. Ils ont tiré cela des anciens, chez lesquels la divinité suprême était représentée par l'Être mâle. Mais, voulant plaire avant tout, les artistes (ils sont tous de même nos peintres et nos sculpteurs), ils ont bien vite relégué leur Jupiter dans son Olympe, et ont pris Minerve pour le remplacer. Et comme Minerve était un peu trop... sévère, ils l'ont supplantée à son tour pour prendre Vénus. Ce qui se continue encore assez bien de nos jours.

Cette manière de procéder s'est répétée chez nos grands maîtres de la Renaissance au sujet du Christianisme. Jésus-Christ (que par parenthèse on ne fait pas brun) n'a jamais été pour eux que le personnage officiel et obligé de la Religion, mais, autant qu'on l'a pu, on l'a remplacé par sa mère (toujours le même genre de flatterie), et lui, le vrai Dieu, ne reparaît plus qu'à l'état de petit garçon, l'Enfant-Jésus, auquel on adjoint souvent un compagnon pour compléter l'œuvre.

Toujours le même système, nous donner dans les arts des enfants et des femmes, jamais des hommes!

Et cela me paraît avoir une influence funeste, si ce n'est pour l'art, au moins pour la société. Ce féminisme à outrance rapetisse le goût, rétrécit les idées, enlève toute grandeur à l'art, et tout caractère solide à ses productions;

car enfin, l'homme est quelque chose, on doit compter avec
lui, ce n'est que par lui qu'on fait le grand art, et qu'on
réalise les grandes actions ! Je le trouve bien bon enfant
de se laisser ainsi effacer, et je crois que, sans se montrer
trop exigeant, il serait en droit de réclamer.

Enfin et pour terminer, il serait intéressant de passer
en revue les autres motifs qui ont amené les peintres à
décolorer ainsi la Nature Humaine.

J'ai fait ce travail, j'ai passé en revue toutes les œuvres
des grands maîtres. J'en pourrais donner un long exposé,
mais pour le moment je m'arrête là, j'irais trop loin; tout
observateur peut faire comme moi. On sait bien que
chaque artiste a pris la couleur de son pays, et a subi l'influence des mœurs de son temps. Je ne puis entrer dans
tous ces détails si intéressants, et si facile que soit ce sujet
à traiter.

DE LA PEINTURE ETHNIQUE

PEINTURE DES PEUPLES

J'ai dit, et je dois le répéter ici, chaque peuple, chaque contrée, chaque climat ; je pourrais dire chaque saison, chaque situation possède son caractère propre, et fournit à l'art un sujet d'étude, un mode de beauté, une poésie particulière et locale.

C'est ce qu'on a appelé pour les choses *la couleur locale*, mais ce caractère local existe tout aussi bien pour les Êtres que pour les choses.

Nos artistes qui cherchent déjà ce caractère en France y trouvent le succès, mais cela ne suffit pas, il faut l'aller chercher partout, l'art n'a plus le droit d'être stationnaire, il doit se répandre sur tous les pays, aller étudier tous les peuples, faire aujourd'hui ce que font l'industrie et le commerce, courir par toute la terre.

Mais pas d'art trivial et grossier ; de la poésie dans le vrai, mais de la poésie, partout et toujours de la poésie. Le monde est plein de si belles choses ! — L'artiste doit faire comme l'abeille, qui va sur toutes les fleurs chercher la substance qui doit produire son miel. Il doit rejeter ce bas et vil réalisme qui ne ressemble qu'à la fange et à la pourriture des choses humaines. Ce réalisme qui a tué l'art en Italie au dix-septième siècle, et qui pourrait tuer le nôtre, au seuil du vingtième.

Ne faisons jamais rien de ce qui rabaisse et dégrade la

nature humaine, ce n'est pas notre rôle. Quittons, et quittons vite, cette tendance funeste qui conduit à ne voir partout que des brutes, des êtres avilis, dégradés et sans forme. Plus de ces paysans grossiers et stupides comme en faisait le peintre Millet, qui ne donnent au loin qu'une bien triste idée de ce que sont nos nationaux. Plus de ces scènes écœurantes, comme cet enterrement d'Ornans, qui ne sont tout au plus bonnes qu'à figurer sur une baraque de la foire.

L'artiste en ce siècle qui me semble avoir le mieux compris ce que devait être le nouvel art ethnique, malgré sa petite manière, est encore le peintre Léopold Robert (1). Ses trois chefs-d'œuvre, du *Printemps de Naples*, de l'*Été à Rome*, de l'*Hiver à Venise,* qui représentent d'une façon si noble et si vraie au fond, la population de l'Italie moderne, peut servir de modèle à suivre pour toutes les autres contrées de la terre. Depuis cinquante ans que ces tableaux existent, je n'ai jamais cessé de les admirer.

Tout peuple peut donner les éléments d'une poésie semblable, car chez tous les peuples, il y a du goût, il y a des sentiments, il y à une âme humaine. Tous peuvent faire naître une poésie douce et suave, dont l'artiste saura se pénétrer, tout en restant pour la forme extérieure, dans la réalité des choses.

(1) Si je cite cet artiste plutôt que tout autre des contemporains, je l'ai dit bien des fois, c'est parce que, pour éviter toute polémique, je ne veux citer que les morts et jamais les vivants.

DU RÉALISME ET DE L'IDÉALISME

EN PRÉSENCE DE LA SCIENCE ET DE LA VÉRITÉ DES CHOSES

Voilà deux mots qui représentent deux ordres de choses bien différents ; deux pôles opposés dans les productions de l'art ; deux exagérations dont la science du beau doit forcément occuper le milieu.

On peut dire que tout l'art de reproduction des formes et des couleurs se trouve compris dans ces deux mots. Dans l'un (l'idéalisme), le coup de crayon ou de pinceau donné a obéi *au cerveau*. Dans l'autre (le réalisme), il n'a obéi *qu'à l'œil*. Et pour que l'œuvre soit complète, il faut l'action combinée des yeux et du cerveau.

Le vice du réalisme est d'être une conception vulgaire et bornée; le vice de l'idéalisme est d'être une conception trop étrangère à la réalité des choses : il faut leur double alliance pour la perfection.

Le *réalisme* est à l'art ce que le matérialisme est à la science et à la philosophie, comme l'*idéalisme* dans l'art se trouve être à son tour le corollaire du spiritualisme. Ce sont deux principes de philosophie et d'art qui existeront tant que le monde sera monde, tant qu'il y aura sur la terre des hommes et des travaux à faire pour l'esprit humain. Tant que le monde vivra, il y aura des savants et des écrivains qui seront matérialistes ; des savants et des écrivains qui seront spiritualistes ; comme il y aura des peintres qui seront réalistes, des peintres qui seront idéalistes; des hommes qui préféreront la vérité toute crue, toute brute, sans travail et sans culture; et d'autres, qui n'accepteront la matière que passée à la filière du sentiment qui est en eux.

Ces hommes se reconnaîtront le plus souvent à leur constitution physique. Les premiers seront robustes, sanguins, ce qui les portera vers les choses solides en matière ; les autres, plus frêles, plus pâles, chez qui le système nerveux prévaudra, seront poussés vers l'idéalisation des choses par leur propre imagination.

Et toutes les guerres que se feront ces deux principes seront inutiles, rien n'y fera; ce ne seront que des luttes d'influence ou de divertissement, mais ils ne se détruiront jamais ni l'un ni l'autre. Tous deux font partie intégrante de la nature humaine. Ce ne sera que quand la science aura fixé les lois et découvert les secrets de la grande œuvre du Créateur, que les travaux des hommes pourront être mieux réglés, mieux équilibrés. Mais il faudra combien de siècles ! — C'est pourtant l'œuvre à laquelle nous osons nous employer !

DES MODÈLES D'ATELIER

ET DE LEUR ÉTAT D'IMPERFECTION

Je dois faire remarquer à nos artistes l'état d'imperfection que présente la constitution physique des modèles qui
posent dans leurs ateliers ; ce sont des hommes absolument
pris au hasard, que la misère, le plus souvent, envoie pour
faire ce métier. Ils n'ont reçu aucune préparation. Ces modèles, hommes comme femmes, n'ont pas été élevés pour
cette noble fonction, ils apportent donc tous les défauts que
leur a donnés notre état social : une chair molle et flas-
que (1), des muscles relâchés, une peau livide ou blafarde
qui n'a pas connu la chaleur vivifiante et les belles couleurs
que donne le soleil à tout être vivant naturellement nu.

S'ils ont quelques belles parties, elles sont toujours ac-
compagnées d'autres parties défectueuses. S'ils sont parfois
robustes et vigoureux, cela leur vient de travaux de force
exercés dans quelque industrie qui leur a donné une forme
de beauté qu'on peut trouver souvent originale, mais qui n'a
rien de correct et qui est toujours mal équilibrée.

Il est vrai que, par des connaissances anatomiques, on
remédie à ce mal ; c'est ce que font certains grands artistes,
surtout en sculpture ; mais est-ce bien réellement suffisant ?

Ah! qu'il y a loin de la beauté de ces hommes avec celle

---

(1) Les mères de famille et les nourrices connaissent cette expression
de *chair molle* ou *chair ferme :* c'est à cela qu'on reconnaît le bon ou le
mauvais état d'un nourrisson.

que présentaient nos aïeux, si peu vêtus et vivant dans des
luttes physiques continuelles ; ou des athlètes que produi-
sait le beau peuple grec ! Ce n'est qu'avec des hommes
élevés dans ces conditions qu'on possède la belle nature
humaine, et qu'on peut produire de vrais chefs-d'œuvre.

DES ŒUVRES D'ART

CONSIDÉRÉES DANS LEURS RAPPORTS AVEC L'ETHNOGRAPHIE
ET L'ESTHÉTIQUE NATURELLE

Nous avons dit que les œuvres d'art, prises dans leur
ensemble, représentaient toujours le peuple, l'époque et
même les mœurs du pays où vivaient les producteurs artistes, et que, dans une mesure, elles servent à constituer
une ETHNOGRAPHIE qui vaut bien celle qu'ont cherché à établir nos savants, avec d'autres procédés.

Ainsi, on trouve comme caractère de race, dans les statues égyptiennes, des épaules horizontales et hautes, un
torse long dans la partie moyenne, fendu au milieu et descendant vers un bassin qui est étroit, ce qui donne à ce
torse une forme triangulaire. Eh bien ! cette forme n'est
autre chose que celle qu'avait le peuple du pays.

Il en est de même de la tête qui, dans les œuvres les plus
anciennes et les plus pures, nous montre bien le type auquel la race appartenait, et qui n'est pas étrangère aux
races africaines actuelles.

Tandis que, si vous prenez les œuvres les meilleures que
nous ont laissées les Assyriens, très faibles d'exécution
pour le corps, mais si correctes pour la tête, vous y trouvez
un type aquilin qui n'a absolument rien des peuples de

l'Afrique et qui, au contraire, nous offre le caractère sémite le plus parfait et le mieux accentué.

Si de là nous passons à l'art grec, en commençant par les œuvres du style primitif, nous trouvons également un type bien caractérisé, avec un front légèrement fuyant, un métope saillant, un nez droit qui continue le front, un menton très fort, enfin tous les éléments qui ont servi plus tard à constituer le type conventionnel des figures des dieux.

Si du Grec nous venons au Romain, nous trouvons, comme différence essentielle, que chez le Romain du type pur (1) on aura un crâne aplati au sommet, un front montant droit, plus saillant même du haut que du bas, une face triangulaire et par conséquent large du haut, étroite du menton, et une expression de physionomie toujours sombre, triste, quand chez le Grec ancien, la bouche a les angles relevés et la physionomie souriante.

Le corps, dans ces statues, est aussi intéressant à observer, dans celles d'Athènes comme dans celles faites à Rome, surtout celles réellement exécutées d'après nature et, par conséquent, représentant bien le peuple où elles ont été produites. Il est si facile, pour l'œil exercé, de distinguer l'œuvre d'art faite d'après le modèle vivant de celle produite d'après un type de convention.

Le beau *Torse de Ilissus* de Phidias, fragments du Parthénon (Musée Britannique ou École des Beaux-Arts), est dans ce cas. La *Vénus de Milo*, c'est de même, malgré ce que l'imagination charmée a pu faire dire aux admirateurs ; ce beau torse (car ce n'est qu'un torse en réalité !) est simplement de la belle et bonne nature, de la belle et bonne forme humaine, de la forme vraie, et telle que pouvaient la produire le beau sol et la belle race des Hellènes,

---

. (1) Voir notre mémoire sur *le type du Romain ancien* déjà mentionné.

seulement exécutée et comprise avec un incomparable talent.

La *Vénus de Vienne* (Vénus accroupie du Louvre) est aussi dans la même condition de travail; c'est une belle étude tout à fait vraie, sans artifice et sans mélange.

L'*Achille*, dont nous parlons souvent aussi, n'est-il pas également l'homme de la réalité des choses, et même d'une réalité quelque peu vulgaire? quand on s'en approche, il semble qu'on va tâter ces chairs dures et fermes.

Le *Gladiateur*, supérieur à l'*Achille* comme exécution, est plus beau encore par l'action que par la forme. Ce beau chef-d'œuvre d'Agasias, comme le dit Winkelmann lui-même, est un assemblage de beautés seules de la nature dans un âge parfait, sans aucune addition de l'imagination. En effet, quand on le regarde, on croit encore voir le modèle qui posait sur la table et qui a été copié.

Et le *Discobole*, et le *Germanicus*, et l'*Antinoüs* de l'époque romaine, et tant d'autres, ne sont que des études honnêtes et consciencieuses d'une nature vraie, seulement faites à une époque ou dans un temps où l'on possédait des modèles meilleurs que les nôtres.

C'est terre à terre ce que nous disons là; cela peut manquer du charme et de la poésie qu'on y met d'ordinaire, mais c'est la vérité, et même une telle vérité, qu'on pourrait s'en servir pour créer un mode nouveau de classement dans un *musée d'antiques*. D'un côté on aurait ceux qui donnent des images réelles, des représentations exactes de la race ou du pays qui les a produits; et de l'autre, les figures dites de style, les images des dieux, faites d'après un type de convention ou le canon admis pour répondre aux exigences d'une religion d'État. Ce classement, s'il pouvait se faire, aurait l'avantage de servir puissamment à la marche et à la bonne direction des études.

Et si de l'antiquité nous voulions passer au Moyen Age et à la Renaissance, chez les divers peuples qui ont fait de l'art, en Italie, en France, en Allemagne, dans les Flandres, partout enfin, nous trouverions toujours (malgré le costume et les mœurs) des œuvres rappelant les caractères physiques des peuples où elles ont été produites, de façon à pouvoir en composer un splendide musée, riche pour l'art, et très intéressant pour l'étude (voir la note placée à la fin de cet article).

Seulement il ne faut pas oublier que l'art de nos jours prend un tout autre caractère que l'art des siècles antérieurs; il tend à devenir cosmopolite, il perdra de plus en plus son caractère d'individualité locale. En architecture on fait déjà de tous les styles: notre époque n'a pas et ne peut plus avoir de style particulier. On fait indifféremment du roman, du gothique, du Louis XIV ou du Louis XV. En peinture, à un moment donné, il en sera de même, on traitera de tous les pays, de tous les peuples, de toutes les races. Le moment n'est pas éloigné où l'on sera forcé de dire : — *La peinture d'histoire sera ethnographique ou ne sera pas!* — Et ce jour-là notre procès sera gagné, car malgré tous les obstacles rencontrés sur notre passage, c'est la cause que nous avons toujours défendue (voir à notre article *sur la couleur de la peau humaine* et le suivant *sur les bruns et les blonds*). Et toute œuvre d'art qui ne sera pas faite dans les conditions exigées par la science sera réputée défectueuse, ou fantasque ou ridicule, et on la repoussera comme on repousserait un poème qui serait fait avec des fautes de versification, ou un écrit où l'on trouverait de grossières fautes de français.

L'avenir est aux choses vraies en toutes choses, et les anachronismes sont tous condamnables : ce sont les *hérésies de l'histoire!* Ce qu'on en a rencontré au musée historique de Versailles au point de vue du costume est en nombre incalculable ; c'est ce qui a fait le plus de tort à cette grande fondation pour laquelle le roi Louis-Philippe a dépensé si malheureusement *vingt-huit millions* de sa fortune privée.

Eh bien ! il en sera de même un jour de ce que j'appelle, non des *anachronismes*, mais des ANAMORPHISMES, c'est dire non pas des erreurs *dans le temps* ou *dans le costume*, mais des fautes *dans le type*, ou dans les formes à donner aux Êtres. S'il me fallait rassembler ce qu'on trouve dans les œuvres d'art, d'anachronismes et d'anamorphismes, bon Dieu ! quel travail ! la matière de dix volumes n'y suffirait pas en critiques et en citations.

Le moyen de remédier à ce mal est dans une bonne direction à donner aux études ; aussi, il y a longtemps que je l'ai dit, si j'avais été pour quelque chose dans la marche des travaux qu'on fait faire aux élèves, à l'École Nationale des Beaux-Arts, il y a déjà plus de vingt ans que, dans les concours du grand prix de Rome, on ferait des Romains (si on doit toujours en faire) qui seraient de *vrais Romains ;* des Grecs qui seraient de *vrais Grecs ;* des Hébreux qui seraient de *vrais Hébreux*. Mais les professeurs de cette école ne veulent pas admettre que d'autres étudient ce qu'ils n'étudient pas, et enseignent ce qu'ils ne peuvent ou ne veulent enseigner. Il en sera toujours ainsi, avec un enseignement devenu trop officiel (1), où l'on s'occupe plus de faire la position aux hommes que de servir les études.

---

(1) Il y a plus de vingt ans que j'ai demandé pour les arts la formation d'un MUSÉE DES RACES HUMAINES ET DES GRANDS TYPES DE L'HISTOIRE EUROPÉENNE, où, indépendamment des beaux types des races que je devais décrire, on aurait réuni par moulages, copies, ou autrement, des spécimens des types des peuples gaulois, romains, grecs, égyptiens, perses, assyriens, etc., etc., ainsi que quelques grandes et belles individualités des plus célèbres de notre Europe actuelle. Quand cela se fera-t-il ? (car cela se fera), mais je serai mort avant même qu'on en ait tenté le pre-

DU GRAND ART

ET DE SA RECONSTITUTION POUR LA SCIENCE

Depuis quatre siècles il n'a bien réellement existé qu'un seul GRAND ART, c'est l'Art religieux, art sublime qui a fait les délices de nos aïeux dans le monde civilisé, et qui tend aujourd'hui sinon à disparaître, au moins à s'affaiblir considérablement. Eh! convenons-en, ce ne sont pas

mier essai. Ah! qu'il est pénible d'avoir des goûts que les autres n'ont pas, et de se trouver en avance d'un siècle sur les hommes de son époque!

Déjà mon savant collègue et excellent ami, M. le docteur Ernest Hamy, a fait les efforts les plus louables pour fonder au Trocadéro, à Paris, *un musée d'ethnographie* ; mais ce musée tout scientifique, tout de voyage, fait à l'imitation de ce qui existe déjà à l'étranger, n'atteint pas les artistes et les touche médiocrement; il est trop composé de guenilles et de choses sans valeur. Ce qu'il faut pour l'art, ce sont de réelles belles œuvres. Ce que je demande, c'est un musée composé exclusivement de choses d'art, d'œuvres faites par des artistes et pour les artistes, pouvant leur servir à faire plus tard de grandes et belles compositions historiques. On ferait des commandes, on enverrait des peintres et des sculpteurs en mission dans nos colonies d'abord, ensuite partout. La nature humaine est si riche en belles choses, surtout dans les régions tropicales! On le fait bien pour la botanique et la minéralogie! Il est bien aussi intéressant de trouver et de nous rapporter une belle tête qu'on a copiée sur nature, qu'une belle pierre ou une belle fleur desséchée. Seulement ces dernières sont faciles à recueillir, elles ne demandent aucun talent pour se les procurer.]

Néanmoins je rends pleine justice à MM. Hamy et Landrin pour le zèle si dévoué et si intelligent qu'ils apportent aux études nouvelles de la science ; c'est une œuvre utile qu'ils ont faite et qui toujours grandira, car la nature est inépuisable; mais qu'ils ne manquent jamais de chercher *le beau* dans *le vrai*, qu'ils n'imitent pas, pour Dieu! nos anthropologistes médecins et chirurgiens, qui ne rêvent que plaies et bosses, comme on dit, et nous dégoûteraient de la nature humaine, s'il était possible à l'Homme de se dégoûter de lui-même!

les disparates et les non-sens qu'on voit au Panthéon qui le relèveront. Ce grand art religieux a-t-il donné tout ce qu'il pouvait? C'est bien possible! Ce n'en serait pas moins une grande perte pour l'humanité. Un Grand art est nécessaire au bonheur comme à la gloire des hommes. L'Homme a besoin de vivre du sentiment des belles choses, ou il tombe en dégradation.

Peut-on reconstituer LE GRAND ART en dehors de la religion? — Oui. — Comment? — En faisant de l'art grand en rapport avec les besoins et les aspirations de la société moderne; en utilisant les grandes ressources que fournit la science des choses de la nature ; en faisant de l'art simplement civil et historique, philosophique et moral; mais en le faisant vrai, vrai avant tout, mais vrai de la vérité scientifique et non de la vérité vulgaire qui n'aura jamais rien de grand; vrai enfin, de la vérité noble et grande!

Tout est à refaire alors? — Non, il n'y a qu'à reprendre et à compléter ce qui a été fait, car le Grand art civil a toujours existé. Est-ce qu'il n'existe pas et depuis longtemps dans les autres branches des arts? Pourquoi ne l'aurionsnous pas aussi bien en peinture et en sculpture? — N'avonsnous pas de grands monuments de l'architecture civile à côté des chefs-d'œuvre de l'art religieux? aussi bien, la grande musique dite profane (l'opéra), à côté de la sublime musique sacrée? — et l'éloquence dite de la tribune et du barreau, en parallèle de l'éloquence de la chaire?

Si le Grand art civil n'existe pas ou peu, en peinture, cela tient à la faute des artistes qui manquent de nos jours des deux qualités essentielles pour le produire, *le savoir* et *le dévouement*.

Cela tient aussi au mauvais goût des amateurs, à l'incurie des pouvoirs publics, aux mauvaises études qu'on fait faire aux élèves des Beaux-Arts, à la soif effrénée de l'argent, des plaisirs et des succès faciles.

Pour constituer le véritable Grand art moderne, il faut l'établir sur les sciences naturelles et sur les sciences historiques : sur *l'anatomie*, qui donne la structure des Êtres ; sur *la botanique*, qui fournit tous les éléments possibles de l'ornementation ; sur *la zoologie*, qui nous fait connaître tous les animaux du globe ; sur *l'anthropologie*, qui nous montre les caractères physiques de l'Homme et des hommes ; et enfin, sur cette science si curieuse et si pittoresque de *l'ethnographie des beaux-arts*, qui nous apporte tout ce que l'Espèce humaine présente, par toute la terre, de variétés originales et dignes d'étude.

Et cela, sans exclusion des autres sciences physiques et géographiques, historiques et préhistoriques, politiques et sociales.

Avec de pareils éléments l'art des grandes choses doit se développer et nous donner des œuvres qui n'auront jamais été égalées. C'est tout un monde qui se déroule devant nos yeux !

Mais est-ce à dire pour cela qu'un grand art civil, historique ou philosophique n'a jamais existé ? — Oui, cet art existait, et de tous temps, mais il était étouffé par l'art religieux qui l'opprimait, comme la religion opprimait elle-même la société civile dans les derniers siècles.

Et, fait curieux à signaler ! c'est RAPHAEL, le plus grand maître en art religieux, qui le premier a constitué cet art non religieux et tout philosophique, en faisant cette magnifique peinture de *l'École d'Athènes*, et cela en plein Vatican, en regard d'une œuvre éminemment religieuse et qui est loin de l'égaler (c'est la philosophie de l'art).

MICHEL-ANGE a aussi servi cette grande cause en apportant à l'art *l'ampleur des formes du corps humain* qu'il était chargé d'employer pour la représentation *des âmes !* — (Anthropologie cela !)

Nombre d'autres grands artistes ont aussi cherché à réaliser un art vrai, mais grand.

Léonard de Vinci y contribua en allant à la recherche de la science et en trouvant le modelé.

Titien, en donnant des formes et des teintes bien locales (Ethnographie).

Rubens, en créant les procédés du Grand art décoratif.

Rembrandt, en trouvant le jeu de la lumière et des ombres (Physique de l'art).

Van der Helst d'Amsterdam, en peignant pour la première fois, et en grande peinture, les hommes de la vie publique (Peinture historique).

Lebrun et Poussin, dans leurs tentatives de reconstruc-truction de l'histoire ancienne (Histoire).

Canaletti et Joseph Vernet, dans leurs grandes vues maritimes (Topographie des beaux-arts).

Prud'hon, par le sentiment (qualités morales de l'art).

Louis David et son École, en faisant du haut style et cherchant les sujets nobles de l'histoire ancienne (Histoire, politique et archéologie).

Ingres a aussi parfaitement compris le Grand art dans son *Apothéose d'Homère* (Histoire et Philosophie).

Paul Delaroche également dans son *Hémicycle de l'École des Beaux-Arts* (Histoire et Portraits).

Géricault, Sigalon, Delacroix, Léon Cogniet, Henri Regnault, ont fait plusieurs tentatives heureuses (Ethnographie des caractères et couleur des choses).

Horace Vernet, par ses batailles (Histoire militaire).

Couderc, par ses tableaux sur la Révolution (Histoire moderne).

Couture, par sa grande page du Bas-Empire (Histoire et philosophie).

Et enfin citons aussi, puisqu'il est mort maintenant, Paul Baudry, le plus grand des peintres de ce temps, qui a si bien retrouvé les grandes et belles formes de l'art décoratif et monumental.

En sculpture :

Puget, après Michel-Ange, a cherché la forme d'un art sévère (Morphologie et Anthropologie).

Jean Goujon l'a trouvé dans le genre décoratif et monumental.

Girardon, Coysevox et les Coustou ont cherché et compris souvent les belles formes (Morphologie des beaux-arts).

Houdon, grandeur et vérité dans le portrait (Anthropologie appliquée).

Et plus près de nous :

Rude, dans son *Trophée de l'Arc de Triomphe* (Allégorie de l'Histoire).

David d'Angers, dans son œuvre monumentale tout entière (Histoire patriotique).

Et enfin Barye, quand il amenait à l'art l'étude propre des animaux observés dans leurs caractères et dans leur expression (Zoologie des Beaux-Arts) (1).

Ainsi donc le Grand art, en dehors de la religion, est par-

---

(1) Dois-je le dire ? et nous-mêmes, mon frère et moi, n'était-ce pas comprendre le grand art et les besoins modernes, quand, dans *trois grandes statues équestres monumentales,* nous cherchions à reconstituer de grands types perdus de l'histoire, dans toute leur vérité possible ou réalisable. Mais puis-je mettre en cause les éminentes qualités de mon frère, bien qu'il soit mort ?

faitement chose réalisable, en le faisant scientifique, moderne, civil, historique ou philosophique. Et, bien qu'ayant toujours existé comme par exception, il peut à notre époque prendre un grand essor, si des artistes consentent à s'y dévouer, si un public intelligent veut bien l'encourager.

Mais pour produire une grande œuvre de sculpture ou de peinture, une œuvre qui fasse époque et sorte des productions ordinaires, il ne suffit pas du talent de peindre et de modeler, il faut y joindre le choix d'une grande pensée, d'une noble et belle action, digne d'être comprise par tout le monde; ou d'un but utile à atteindre; ou d'un grand enseignement à réaliser; ou même une belle composition philosophique, mais sans allégorie, sans métaphysique et par-dessus tout, si l'on peut, un beau motif patriotique et national.

Voilà comment je comprends le nouveau Grand art à notre époque.

Seulement tout artiste n'est pas apte à produire de pareilles œuvres; il faut, indépendamment du savoir, une nature d'homme à part, un tempérament fait exprès pour cela, une ténacité à toute épreuve : et puis, l'esprit de sacrifice et de dévouement, le mépris de l'argent et le dégoût des plaisirs vulgaires.

L'artiste, comme je le comprends, doit avoir l'âme grande et ne pas accepter d'être un pitre qui amuse, ou un marchand qui vend sa marchandise! Qu'il vive de son art, rien de mieux, mais c'est tout.

Au-dessus du métier il doit y avoir pour l'artiste un rôle à jouer dans la société, une place à tenir dans l'humanité. Et son rôle à jouer sur terre, il faut qu'il le remplisse, parce qu'en tout temps il a su le remplir, et le remplir dignement.

Aux époques de croyances il a servi la religion d'une façon admirable ; aux temps de guerres, il servait les guerres. Aux grands siècles qu'on cite toujours, de Périclès, d'Auguste, de Léon X, de Louis XIV, il était là à son rôle, à son poste d'honneur !

Aujourd'hui, le siècle est aux grandes pensées démocratiques, aux intérêts généraux des nations : l'artiste doit se retrouver encore à sa place d'honneur.

Nous vivons à une époque toute aux questions sociales, à l'envahissement du globe par le monde civilisé, aux grandes inventions, aux grandes découvertes, comme aussi aux grands enseignements de l'histoire, à l'étude des peuples, comme à leurs guerres de rivalité ou d'influence, à l'emploi de la science à toutes ces choses ; l'artiste ne sera donc bien réellement estimé, que si ses travaux correspondent au sentiment général du public.

O jeunes artistes qui rêvez la gloire ! allons, l'occasion est bonne, il y a une place à prendre. Sondez-vous, tâtez-vous, voyez si vous êtes de force à produire de grandes choses ! et des choses grandes par la pensée plus encore que par la dimension de la toile. Le moyen est bien simple : si vous aimez le monde et les plaisirs, n'y pensez pas, le Grand art n'est pas fait pour vous ; mais si vous avez l'esprit de sacrifice et d'abnégation, si vous vous sentez la force d'endurer la peine, les fatigues, les ennuis, les déboires, les privations ; si vous savez lutter avec énergie et constance, si vous avez en vous ce diable au corps qui fait les grandes natures : marchez résolument, vous êtes faits pour les grandes œuvres, et la célébrité solide sera pour vous.

Allons, *haut les cœurs !* comme disait un homme éminent, un grand patriote. Oui, marchez résolument, attaquez-vous à un grand sujet, à une noble idée qui soit bien à vous, que vous étudierez avec soin, que vous méditerez longtemps. Travaillez-y avec persévérance, avec ténacité et le jour du triomphe arrivera. *Chi dura vince*, dit le vieux proverbe italien. Et si le malheur vous poursuit, si après une lutte glorieuse vous succombez à la peine, qu'importe ! la postérité vous vengera. Pensez à ce qu'il y a de pauvres soldats qui meurent pour leur pays, perdus et oubliés ; vous n'en serez jamais là ; votre nom surnagera, et restera encore après vous en estime parmi les hommes !

DES FORMES COMPARÉES
DE L'HOMME, DE LA FEMME ET DE L'ENFANT,
DANS LE TYPE PARFAIT.

Dans les formes extérieures, la Femme est à l'Homme ce que l'Enfant est à la Femme, un être dont les formes semblent moins faites, moins accentuées : la forme chez la Femme arrive à un moindre état, comme la taille arrive à une moindre grandeur. L'Homme représente, pour la tête comme pour le corps, un type plus avancé en maturité, plus complété ; c'est ce qui le rend plus tardif à se constituer, et quand l'Homme est réellement formé, il montre des muscles plus forts, des os qui se voient aussi davantage, comme aussi les tendons, les articulations ; les veines mêmes se présentent avec plus d'apparence et de solidité.

Chez la Femme, chaque membre ou fraction de membre, bras, avant-bras, jambe, cuisse, main ou pied (toujours dans le beau type) se montre plus tout d'une venue, sans section, sans incident qui arrête l'œil, sans détail ; on ne voit bien que des totalités, des ensembles. Enfin, ce sont des formes plus simples, plus arrondies.

Chez le tout jeune enfant, les choses se passent encore avec plus de simplicité ; aussi à cet âge n'a-t-on pas encore

17

de sexe visible dans les formes. Et ce ne sera que plus tard, et surtout aux approches de la puberté, que les sexes, toujours dans les formes, parviendront réellement à se dessiner. Et alors, si on sait bien observer, on verra que le jeune homme avant son passage à l'état d'homme possède encore des formes quelque peu féminines, comme il en possède la voix, comme il en a d'autres caractères. Mais la Femme formée de meilleure heure s'arrête là, quand l'Homme, en croissance et en forme, pousse plus loin son développement. Enfin on voit également que le jeune homme à vingt ans est moins homme dans ses formes, que l'adulte de trente, et ainsi pour tout le reste de l'Être.

Et qu'on n'aille pas croire par ce que nous disons là, que nous établissons une échelle de valeur ou de perfection entre l'Homme et la Femme ; que nous trouvons la Femme moins belle que l'Homme, et l'Enfant moins beau que la Femme. — Ce serait commettre la plus grave des erreurs. — Non, mille fois, non ! Et je défie toute science, toute esthétique ayant un peu le sens commun, d'établir une préférence pour l'un ou pour l'autre de ces trois Êtres. Non ! tout est beau, tout est bien à sa place ; oser discuter sur ce point, c'est faire de la science de niais qui ne conduit à rien. Chaque âge est admirable ! ce n'est donc qu'un ordre morphologique que nous établissons et pas autre chose. Les trois Êtres si bien unis sont faits pour s'aimer tels qu'ils se trouvent, et ils se complètent tous les trois chacun par les deux autres.

SUPPLÉMENT AUX FORMES COMPARÉES

DANS LES TROIS TYPES.

On a vu, au *Traité des Proportions*, que l'Espèce humaine dans sa complétude donne lieu à TROIS PROTOTYPES :

1° Le Prototype masculin (Homme).

2° Le Prototype féminin (Femme).

3° Le Prototype enfantin (Enfant).

Ces trois Prototypes proviennent des règles fondamentales qui ont constitué leur principe de beauté. Ils donnent naissance à des types ou sous-types distincts, ou à des époques d'âge ou à des caractères de forme qu'il est bon de signaler.

Ainsi l'Être masculin se montre à trois états, ou types :

1° *Le type Jeune homme*, adolescent-pubère (l'athlète jeune des statues antiques), nature fine, élégante, qui n'a pas atteint sa complète maturité et est, en fait, plus agile que réellement fort ;

2° *L'Adulte complet*, moyen, ordinaire (Achille ou Apollon), nature très faite, très achevée quoique jeune encore, élégant, et à la fois fort et agile ;

3° Et enfin, *le type* réellement *très fort;* type herculéen (Hercule Farnèse, de l'antiquité). Type dont la suprême expression a sans doute disparu de la terre; la nature n'ayant peut-être plus la force de le produire, mais existant néanmoins encore de nos jours dans une condition moindre.

Ce type est très développé en force physique et matérielle et est devenu plus résistant qu'agile.

L'Être féminin, la Femme, se montre en belle forme, à deux états seulement :

1° L'état ou *type Jeune fille*, nubile et vierge, nature élégante et fine ;

2° L'état de *femme adulte et faite*, solide et robuste, avec ou sans enfant (c'est la Vénus antique). Le type Herculéen n'existe pas chez la femme.

L'Être enfantin, ou l'Enfant proprement dit, qui se montre à deux états, ou âges :

1° *L'Enfant de lait*, l'enfant à la mamelle, joufflu et bouffi, qui présente peu de forme réelle, qui n'est pas décrit au *Prototype*, parce qu'il ne représente pas un être réellement indépendant ; son existence dépendant de la vie d'un autre être, qui l'alimente ou le nourrit ;

2° *L'Enfant type*, de dix-huit à vingt mois, Être libre et indépendant, se suffisant à lui-même, pourvoyant à tous ses besoins (Voir ce qui en est dit au Prototype).

Quant à la longue période de temps pendant laquelle l'Enfant croît pour passer de cet état à l'état adulte, cela n'a ni règle ni mesure, et ne peut se compter que par le nombre de mesures de tête. État des *six têtes*; état des *sept têtes*; état des *sept têtes et demie*, et enfin l'état terminal des *huit têtes*. Nous en donnerons un jour l'explication complète dans un traité spécial de la période des croissances.

LES PRINCIPES

DE LA BEAUTÉ DANS LA NATURE HUMAINE

SON ÉTAT ACTUEL

Il existe dans l'Homme trois sortes de Beautés : 1° la Beauté physique ; 2° la Beauté morale ; 3° la Beauté intellectuelle.

La Beauté physique est celle qui vient la première ; on la trouve parfaitement établie sur l'Enfant de dix-huit mois : elle demande peu de culture.

La Beauté morale, beauté du sentiment des arts, des bonnes actions, etc. ; elle ne vient qu'après ; elle demande une certaine culture.

La Beauté intellectuelle vient ensuite et doit être très cultivée ; ce sont les talents.

— Nous n'avons eu à traiter dans ce livre que de LA BEAUTÉ PHYSIQUE.

— La Beauté physique ou Beauté des formes est l'apanage exclusif de la jeunesse ; nul n'est beau de forme quand il est vieux.

— La vieillesse peut encore avoir une belle tête, elle n'a jamais un beau corps.

— La Beauté physique, pour être correcte, doit être établie d'après les lois de symétrie de notre *Prototype*.

— La bonne époque de la Beauté physique est : entre

vingt-cinq et trente ans pour l'Homme ; vingt à vingt-cinq
ans pour la Femme.

Et encore il ne faut pas que la Femme devienne souvent
mère et que l'Homme soit travaillé par les passions.

De la Tête et du Corps dans la Beauté physique.

La Tête, principe d'unité, est indépendante, en Beauté,
des formes du corps, comme de ses proportions.

— La Tête, siège de notre Être, principe de notre individualité, jouit d'une liberté dans ses formes, que ne possède
pas le corps.

— Tout Être humain doit avoir un beau corps, comme
il doit avoir une bonne santé; le Créateur ne reconnaît
comme étant son œuvre que l'Être beau et en bonne santé.

— Tout Être humain qui est laid ou malade l'est par
sa faute, ou par la faute de l'état social qui l'a produit.

— L'individualité de l'Homme est au visage : le corps
n'a pas d'individualité.

— Le corps humain représente l'*Espèce humaine*, il ne
représente pas l'individualité.

— Sauf le cas d'infirmité, on ne reconnaît pas un individu à son torse, à son bras, à sa jambe, on ne le reconnaît qu'à sa tête.

— La Tête est donc le seul critérium du *toi* et du *moi*,
dans l'ordre des choses physiques.

État de l'Homme en Civilisation.

— L'Homme que produit la civilisation est encore loin
de l'Homme tel qu'il a été créé, et tel qu'il doit être.

— Il est loin aussi d'avoir donné tout ce qu'il peut produire : il se connaît à peine.

— L'Être humain de la Création était un TYPE PARFAIT.

— L'Homme que produit la société est un *être imparfait*.

— Le type parfait de la Création répond à des règles mathématiques, c'est celui décrit dans mon Prototype.

— Dans l'ordre des faits, il n'existe encore à l'heure qu'il est que deux produits d'hommes bien tranchés : c'est — l'*Homme* dit *de la nature* ou le sauvage ; — et l'*Homme de la société* ou le civilisé.

— Physiquement parlant, l'Homme qu'enfante la civilisation n'est pas plus parfait que celui laissé *à l'état de nature*, c'est le contraire qui parfois a encore lieu ; ce contraste était bien plus frappant il y a quelques siècles, avant la destruction des belles races de sauvages d'Amérique.

— La civilisation, qui a fait tant de choses grandes et belles, n'a encore rien fait pour améliorer l'Homme *physiquement*. Nous sommes plus laids qu'il y a trois mille ans.

— Les fondateurs de la civilisation étaient, à l'origine, de très beaux hommes : — l'Homme était beau dans l'Inde ; il était beau en Perse ; il était beau en Égypte ; il était beau en Grèce et à Rome.

— A Babylone et sur d'autres points de l'ancien Orient, les hommes étaient superbes, mais enivrés d'eux-mêmes et de leur propre beauté, ils se sont perdus dans la sensualité. — Ils n'ont pas été détruits, ils se sont suicidés.

— Les Hommes avant l'Ère chrétienne étaient encore très beaux en Occident ; mais les guerres, qui en détruisirent les meilleurs, et *quinze siècles* de la pratique religieuse du mépris du corps, les ont détériorés et dégradés physiquement.

— Et nous, les héritiers de leur laideur, nous ne faisons rien pour nous relever et rentrer dans les principes de la vraie Beauté.

— Nous ne nous améliorons pas *physiquement*, mais nous

nous améliorons *moralement ;* et encore, voulant supprimer *la morale religieuse* qui nous dirigeait pendant tant de siècles, nous sommes à la recherche d'une *morale civile* qui est encore à trouver.

— Nous nous améliorons *intellectuellement,* mais ce n'est pas par nos méthodes d'enseignement ; elles sont défectueuses ; c'est uniquement par la force des choses.

— Dédaigneux de *la matière,* nous ne prenons nul souci de notre corps. Nous améliorons la *matière chevaline ;* nous améliorons la *matière canine,* la *matière bovine,* la *matière ovine,* la *matière porcine,* mais la MATIÈRE HUMAINE, fi donc ! il vaut mieux la laisser aller à tous les hasards de la sottise et des préjugés ; à tous les vices, à toutes les mauvaises passions qui servent à l'engendrer.

— Nous ne relèverons l'Homme dans l'humanité, qu'en relevant la Femme, dont il procède ; en faisant d'elle un Être de tous points respecté, un Être qui ne sera jamais souillé par le vice, jamais atteint par la dégradation. — Et quand cela arrivera-t-il ?

De la Femme.

— La Femme doit être pour l'Homme un principe reconnu de la vraie Beauté.

— L'Homme doit aimer et adorer la Femme, comme la Femme aime et adore l'Enfant.

— Et l'Homme manque à tous ses devoirs comme à tout son bonheur, quand il dégrade la Femme, — comme la Femme manque aux siens quand elle laisse périr l'Enfant.

— La Femme *prise physiquement* doit être, aussi bien que l'Homme, fortement constituée, ou elle n'atteint pas à la *vraie Beauté.*

— La Femme n'est parfaitement belle qu'à l'état de vierge. — La Vénus de Milo est vierge : c'est *la Vierge physique* des anciens qui a précédé *la vierge morale* des chrétiens : il faut y revenir.

— Toutefois la femme qui devient mère gagne en beauté morale ce qu'elle perd déjà en beauté physique.

— La Femme, avant toutes choses, doit être constituée pour être épouse et mère.

— Ce sont les femmes mal constituées ou déformées comme femmes qui deviennent la pâture du vice.

— L'âge de fille pour la Femme est son *âge de fleur !* — L'âge où elle devient mère est son *âge de fruit !*

— La Femme qui porte fruit gagne toujours en estime parmi les hommes. — La Femme qui vit plus longtemps qu'elle ne doit de sa *vie de fleur* arrive à se flétrir, et gagne le mépris. Un jour elle se trouve jetée au panier comme une *fleur fanée.*

— La Femme doit être aimée pour elle-même, et non pour son corps.

— Tout homme qui n'aime la Femme que pour son corps méprise la Femme.

— Et toute femme qui ne se sent aimée que pour son corps méprise l'Homme.

— La Femme française, et en général nos femmes catholiques ou méridionales, sont moins bonnes mères que les femmes froides du Nord. Il y a là de grandes réformes à accomplir si nous voulons remonter la race parmi nous.

— Nos femmes françaises sont aussi moins fortes de constitution que les autres femmes.

— Je voudrais, pour le bien de mon pays, voir la femme maigre et chétive tomber en discrédit parmi les hommes.

— Mes jeunes amis, les artistes mondains, font le plus

grand cas de *la Parisienne*, et ils ont raison. En effet, c'est la première femme de la terre pour la grâce, le charme et l'esprit ; mais pour Dieu ! qu'on lui fasse du muscle !

Sur l'Art et les Artistes.

La Beauté idéale qu'on prête à l'Art n'existe pas. Il n'y a de Beauté que la Beauté réelle et vraie que donne la nature.

— L'Art, quoi qu'il fasse, ne s'élèvera jamais à la hauteur de la Beauté réelle qu'on peut trouver dans la Nature.

— L'Artiste ne doit être que le serviteur et l'esclave de la Nature ; le traducteur des Beautés de l'œuvre de Dieu, son interprète auprès des hommes. — Lui prêter un autre rôle c'est l'insulter, le prendre pour un sot vaniteux, le détourner de ses devoirs.

L'Artiste a une mission sur terre : c'est la défense de tout ce qui est grand et beau ; la guerre opiniâtre à tout ce qui est vil et laid. — La Beauté est son culte, la Nature son temple, le travail sa prière. Ne prenez jamais pour artiste celui qui fait autrement, ce n'est qu'un manœuvre.

— Ce qui fait la supériorité de l'Artiste, du véritable artiste, sur le savant, naturaliste ou médecin, c'est qu'il donne à son œuvre tout ce qu'il possède en lui, tout son talent, toute son âme ; le savant ne fait pas de même, il ne donne à ce qu'il fait que la partie mécanique de son cerveau, la mémoire et le raisonnement. Le savant n'a pas d'individualité, il n'est pas créateur ; aussi est-il le seul homme qui, en principe, puisse nier qu'il y ait un Créateur dans la Nature.

J'en détache naturellement les quelques savants qui ont eu du génie. L'homme de génie est un artiste !

— Les Artistes étaient autrefois dans l'antiquité les gardiens et les fidèles défenseurs du Beau. Ils ont été depuis détournés de cette noble fonction. Ils se sont corrompus en corrompant les autres.

Cependant Raphaël cherchait encore le Beau ; Michel-Ange le cherchait aussi à sa manière ; Léonard de Vinci le demandait même à la science. Mais l'époque de décadence est bien vite arrivée.

— Louis David et Ingres sont les seuls des modernes qui aient encore cherché le Beau pour lui-même. Mais de nos jours le métier a envahi l'Art et l'a dégradé. Ce n'est pas avec des productions à la façon de MM. Millet, Courbet, Manet qu'on pourra prétendre rehausser l'Art, et relever l'Espèce humaine de la chute qu'elle a faite dans les belles formes. Ce n'est pas non plus par l'usage que l'on fait des modes et du costume.

Sur le vêtement.

— Les plus grands ennemis de notre Beauté physique sont nos faiseurs d'habillement.

— Le tailleur et la couturière, voilà le fléau de l'Humanité.

— Ils mettent tant d'habileté à cacher nos défauts qu'ils nous y font prendre goût, et, la bêtise humaine aidant, on arrive à prendre le vêtement pour la personne elle-même.

— Le vêtement est une plaie sociale ; c'est le mensonge organisé sur le dos de l'Homme et de la Femme.

— Grâce au vêtement, on peut vivre sans savoir ce que c'est qu'un *Corps humain* et on ne laisse plus rien voir de sa chair, non par pudeur, mais par laideur.

Qui sait aujourd'hui ce que c'est qu'un bras, une jambe, un torse ? — Ah oui ! les amateurs que nous connaissons

admirent encore *un beau torse de femme* que leur reproduit l'artiste, mais cette admiration a un autre but que
l'esthétique pure.

Il est bon de remarquer que, depuis que nous gagnons
en laideur, grâce au vêtement, le singe monte en valeur
dans l'estime des hommes.

— Le Corps humain est tellement tombé en discrédit
parmi les hommes, qu'il n'y a plus que les clowns des
cirques et les hercules de la foire qui puissent se faire un
mérite d'en posséder un, et de le montrer.

— Et encore! ces malheureux, en sont-ils réduits à faire
des grimaces pour le faire accepter!

— Voilà ce que la civilisation a su faire de la plus belle
des créations du monde! — Au lieu de demander à Dieu
ce qu'il ne donne pas, les hommes ne feraient-ils pas mieux
de respecter un peu plus ce qu'il leur a donné?

DESIDERATA D'UN ANTHROPOLOGISTE

OU VŒUX QUE JE FORME

POUR LE RELÈVEMENT DE LA RACE DANS NOTRE PAYS
LA RECONSTITUTION DE SA BEAUTÉ PHYSIQUE
LA SUPPRESSION D'UNE GRANDE PARTIE DE SES INFIRMITÉS
ET DE SES MALADIES

> Je n'ai qu'une passion, celle du Beau ;
> Qu'un amour, celui du Bien ;
> Qu'un désir, celui d'être utile.

I. — L'Homme devant connaître tout ce qui est beau, bien, bon et utile pour lui, voici les vœux que je forme en terminant.

II. — Que l'enseignement du dessin qui représente *les objets* marche sur le même pied que l'enseignement du langage qui ne représente que *les signes des idées.*

III. — Que les modèles à dessiner ne soient absolument et rigoureusement que de belles et nobles choses.

IV. — Que l'attention de nos enfants soit sans cesse portée vers les beautés naturelles, plus encore que sur les travaux des hommes.

V. — Que l'*Anatomie des formes du corps humain* entre dans l'enseignement le plus élémentaire des Enfants du peuple.

VI. — Que l'on y joigne les principales notions de l'anatomie des organes et des phénomènes de la vie, en écartant toutefois les phénomènes de la reproduction de l'Espèce, qui ne doivent être connus que de ceux qui sont en âge d'y participer.

VII. — Que les éléments de la zoologie soient ajoutés à ceux de l'étude de l'Homme. L'Homme ne doit jamais être détaché des animaux, qui sont ses auxiliaires naturels.

VIII. — Que les principes de la botanique soient compris également dans l'enseignement élémentaire, surtout pour les Filles. Les Filles aiment si naturellement les fleurs qu'elles doivent les connaître.

IX. — Que le père de famille soit tenu de veiller sur la Beauté de son fils, et sur le développement de ses forces physiques.

X. — Que la mère en fasse autant de son côté pour ses filles.

XI. — Qu'aux époques de croissance les parents soient tenus de mesurer leurs enfants et d'en tenir un état (1).

XII. — Que le vêtement des enfants soit des plus simples, et laisse toujours voir les formes.

XIII. — Que des exercices et des jeux du corps soient établis dans toutes les communes de France, à l'imitation des jeux de nos aïeux, et des exercices qui existaient chez les anciens Grecs, qui sont devenus par là le plus beau peuple de la terre.

XIV. — Que de savants maîtres, comme MM. Taine et Heuzey de l'École des beaux-arts, soient invités à pourvoir à la réorganisation de ces jeux (2).

XV. — Que la gymnastique continue à être enseignée,

(1) Et à cet effet je tiens à la disposition des communes et des familles un *anthropomètre* ou instrument servant à mesurer les personnes sans les déshabiller, et cela en quelques secondes. C'est un double mètre à coulisse, s'arrêtant aux quatre âges de la croissance humaine, marqués par la Nature.

(2) Ces deux savants professeurs d'esthétique à l'École des beaux-arts ont fait des recherches précieuses sur la vie et le costume des Grecs : M. Taine dans l'étude des jeux et exercices du corps; M. Heuzey dans la reconstitution intégrale de leurs différents costumes.

mais qu'elle soit toujours ramenée à ses principes naturels,
pour ne pas développer artificiellement certains muscles
qui détruisent l'harmonie des formes.

XVI. — Que les Filles soient tenues à des exercices analogues : la Femme a autant besoin d'être forte et adroite
que l'Homme. La nature ne lui reconnaît pas cette condition d'infériorité.

XVII. — Que ces exercices aient lieu principalement
en été et qu'un costume spécial y soit affecté.

XVIII. — Que le costume des jeux soit disposé de sorte
que les jeunes enfants laissent voir leur col, leurs bras
et leurs jambes. Il importe que la comparaison de force et
de croissance se fasse toujours entre les individus.

XIX. — Il importe, pour la santé, la morale, et l'hygiène
publiques, d'habituer les populations à la vue de la belle
carnation humaine, si réjouissante, si harmonieuse, quand
elle se trouve renforcée au contact de l'air, dorée et vivi-
fiée par les ardeurs du soleil.

XX. — Il faut vaincre à tout prix, et par tous les moyens
possibles, ce déplorable préjugé qui consiste à avoir horreur de montrer la chair et les muscles de nos enfants.

XXI. — Et par contre, par respect pour la chaste jeunesse, on éloignera de sa vue toutes les images indécentes,
comme on défendra tout propos licencieux, toute chanson
déshonnête.

XXII. — Et pour le même motif cette belle jeunesse sera
tenue éloignée des cabarets, de l'usage du tabac et des
boissons nuisibles, qui seront choses interdites pour elle
jusqu'à l'âge de puberté.

XXIII. — Et à cet effet, un contrôle général d'hygiène
sera établi sur tous les points du territoire (1).

---

(1) L'habile directeur des Travaux de Paris, M. Alphand, va plus loin : il
demande la création d'un *Ministère d'hygiène publique.*

XXIV. — N'oublions pas, n'oublions jamais que la morale comme la santé publique n'a qu'à gagner à ces jeux naturels du corps, et que la vue de la chair, sans convoitise, est le seul remède efficace et préventif contre le vice et la débauche. Ce sont les chairs cachées qui sont les chairs corrompues et corruptrices, au moral comme au physique.

XXV. — Puis, de même qu'on décerne des prix, des brevets, des diplômes pour les exercices du cerveau qui se font dans les classes, de même on décernera des récompenses pour les exercices du corps, de quelque nature qu'ils soient (1).

XXVI. — Et de cette façon, rien ne sera perdu des forces naturelles de l'Homme. Toutes les aptitudes seront protégées. Une juste répartition s'établira entre toutes les facultés du corps et de l'esprit.

XXVII. — Et l'enfant du pauvre pourra lutter parfois avec avantage avec l'enfant du riche. Il n'y aura pas de privilège de fortune. Ce sera l'égalité devant l'émulation.

XXVIII. — Et l'infortuné jeune homme, mal doué du côté de l'esprit, par défaut de mémoire ou autrement, trouvera une compensation dans les exercices d'adresse, et pourra reprendre courage et confiance en lui.

XXIX. — Et quelle force acquerront les garçons à ces exercices! — Quelle grâce les filles!

XXX. — Quelle joie ce sera pour les pères et mères dont les fils sortiront vainqueurs de ces plaisirs si honnêtes et si peu dispendieux!

XXXI. — Et quelle noble distraction que ces jeux! —

(1) Les étrangers nous ont déjà devancés dans cette voie ; déjà en Angleterre et en Amérique on décerne des récompenses aux mères qui donnent de beaux enfants.

Quel beau spectacle pour le public, où les acteurs seront nos propres enfants; où la scène sera la place publique ; où le gaz d'éclairage sera remplacé par un beau soleil !

XXXII. — Et quelle belle race va sortir de là! Que de bons serviteurs pour la patrie! Que d'excellentes mères pour nos enfants!

XXXIII. — Combien les habitants des villes vont gagner en force et en moralité et combien ceux des campagnes gagneront en adresse et en agilité!

XXXIV. — Partout il y aura eu profit. — L'individu y aura gagné. — La famille y aura gagné. — L'humanité y aura gagné. — Et on aura reconstitué le type de la perfection humaine dont la trace était perdue!

XXXV. — Aussi, en agissant ainsi, je ne demande pas quatre générations pour reconstituer le Français, et en faire le plus beau peuple qu'on aura jamais vu sur la terre!!!

Enfin, et quoi qu'il advienne, en présence des choses telles qu'elles sont dans mon pays et des préjugés qui y dominent, je dois terminer en demandant pardon à mes concitoyens de manifester de telles illusions, de telles espérances; c'est trop beau, c'est trop bien, ce que je demande, trop utile pour que je puisse croire à sa prompte réalisation. Je ne verrai jamais cela!

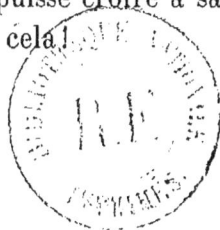

FIN

TABLE DES MATIÈRES

COMPLÉMENT DE L'ÉTUDE DES OS

COMPLÉMENT DES ÉTUDES ANATOMIQUES

DEUXIÈME PARTIE DESCRIPTIVE

LA MYOLOGIE ou L'ÉTUDE DES MUSCLES

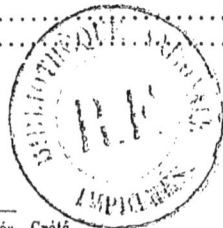

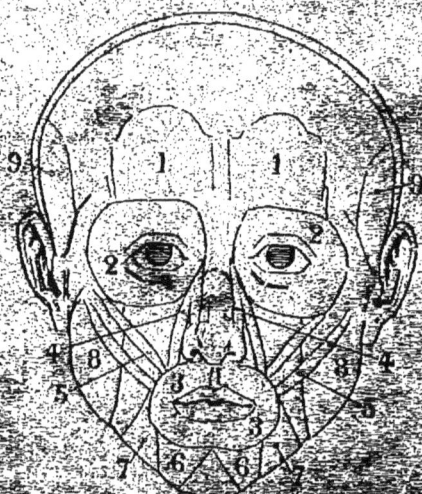

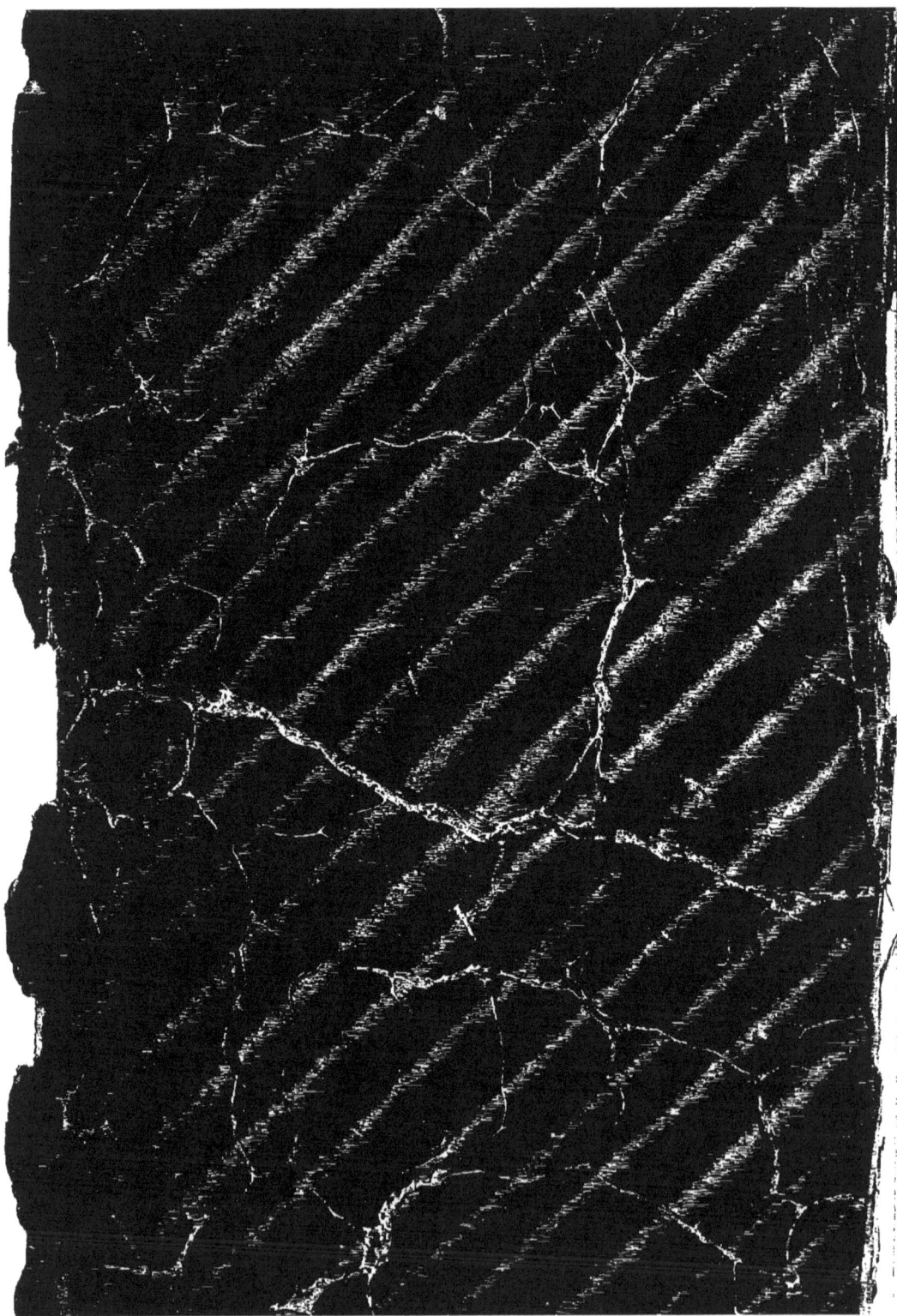